山道信之（Yamamichi Nobuyuki）、糸瀬正通（Itose Masamichi）

サイナスフロアエレベーション

―形態からみる難易度別アプローチ―

著 山道信之／糸瀬正通

クインテッセンス出版株式会社

推薦文

私の古くからの友人で、同じ歯科医療理念を共有しながら学んできた二人の開業医がインプラント治療のなかでももっとも難しい上顎洞へのアプローチを臨床的に解説した「サイナスフロアエレベーション」を出版した。その糸瀬正通・山道信之両氏は、神奈川歯科大学の先輩後輩の間柄で、福岡市で一般歯科を開業している。

彼らのインプラントの臨床歴は30年になろうとしているが、当時唯一の国産インプラントであった京セラ株式会社のサファイヤインプラントにその源を発している。まだ、インプラント治療が日本ではあまり理解されず、それを行っただけで医療人としての良識を疑われていた時代である。その時代に、彼らは患者さんのニーズをいち早く察知し、当時福岡市で開業していた河原英雄先生（元日本顎咬合学会理事長）の影響もあって歯科医療の次世代を見据えた国産インプラントに自分達の夢を託したのである。当時、色々とEBMが問題視されたインプラントではあったが、臨床的には多くの患者さんに感謝され、20年を過ぎた今でも良好に機能している症例も数多くあると聞いている。

1990年代になると、国際的にさまざまなオッセオインテグレーションタイプのインプラントが開発され、その安全性や予知性が高い評価を得ることとなる。そのような時代の流れに遅れをとることなく、京セラ株式会社はオッセオインテグレーションタイプのPOIインプラントを製品化することとなる。著者らも開発当初からアドバイザーとして国産初のオッセオインテグレーションタイプのインプラントの誕生に深く関与することとなっていった。今では京セラ株式会社から独立した形で、国産インプラントメーカーとしては不動の地位を確立している日本メディカルマテリアル株式会社（JMM）が本事業を継承している。

彼らのインプラントの臨床理念は、飽くことのない、より安全で優れた治療法の探求と長期経過症例の検証であり、予後へのこだわりである。特に、欧米で開発されてきたインプラント治療は、その術式のなかで、骨造成、サイナスフロアエレベーションなど、われわれの想像を遥かに超えたスピードで不可能な臨床を可能にしてきた。今日では、審美性と機能性、そして恒常性を兼ね備えたインプラント治療法が確立されてきており、国際的な競争社会のなかで各メーカーがより優れたインプラントの開発に心血を注いでいる。しかしインプラント治療は、欧米的な医療としての捉え方や解剖学的な肉体構造の違いを理解していなければ、我国では到底対応できない危険性をも持ち合わせた、いわば両刃の剣のような治療法である。彼らは10年前より、2年に1度ミシガン大学歯周病科 Hom-Lay Wang 教授の下に通い続け、cadaver 実習で上顎洞にさまざまな術式を試みて、日本人にもっともふさわしい治療術式を追求してきた。

上顎洞の生物学的な意義と解剖学的な概念を学び、試行錯誤のなかで臨床術式を研鑽し、真剣に学べば誰にでもできる安全で予知性の高いサイナスフロアエレベーションという表現での手法をタイプ別に分類し、完成させたのである。彼らは上顎洞という立体的な空間を診断するための手段として、いち早くCT画像診断を取り入れている。そして、歯科用CTでの三次元的長期経過観察のなかで納得できた診断画像のもとに本書を出版する決意が固まったと想像する。彼らはけっして自分達が行ってきた臨床例を誇示するために本書を出版したわけではない。一般医科の耳鼻科領域に踏み込まなければ不可能なこの治療法が、われわれ歯科医師にしか解決できないことを一般社会に理解してもらうための問題提起としているのである。本書においては、予後の良し悪しに関係なく、その長期経過観察症例をつつみ隠さず呈示し、それらを検証・比較しながら、さまざまな術式の検討をしている。このことが、読者を通じて治療のトラブルを未然に防ぐための手段となり、患者さんに恩恵をもたらす。それが、彼らの医療理念に他ならない。本書は、症例写真を眺めて感心するための書籍ではない。本文を読めば読むほどに、彼らの臨床現場での工夫とひらめきが臨床ヒントとして伝わってくる。

本書「サイナスフロアエレベーション」は、世界に誇れる臨床歯科医学書である。国内は有如に及ばず、国際的に多くの臨床家が本書の恩恵に預かるはずである。感動いまださめやらぬ時に、一読者としての気持ちを推薦の一文として記述させていただくことは私にとっても望外の喜びである。

2008年4月吉日
北九州市開業
九州歯科大学臨床教授
下川公一

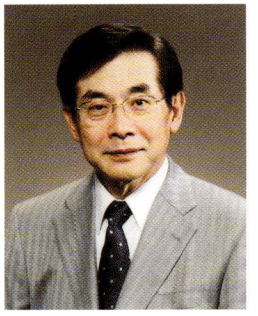

目次

1章 術式の概念

1章1 サイナスフロアエレベーションの歴史的返遷 …………………… 14
1 サイナスフロアエレベーションの歴史 …………………………… 14
2 サンドウィッチサイナスフロアエレベーションの確立 …………… 15

1章2 サイナスフロアエレベーションの現在の位置づけ ……………… 18
1 最新文献における成功率 …………………………………………… 18
2 サンドウィッチサイナスフロアエレベーションの概念 …………… 18
3 上顎洞へのアプローチ法の選択基準 ……………………………… 20
4 オステオトームテクニックによる上顎洞粘膜の挙上範囲 ………… 21
5 側方開窓法による分類 ……………………………………………… 24

1章3 サイナスフロアエレベーションのための解剖 …………………… 26
1 上顎洞の形態、大きさ ……………………………………………… 26
　1）上顎洞の形態 ………………………………………………………… 26
　2）上顎洞の大きさ ……………………………………………………… 26
2 上顎洞内の隔壁 ……………………………………………………… 27
3 上顎洞粘膜 …………………………………………………………… 28
4 血管（上歯槽動脈） ………………………………………………… 29

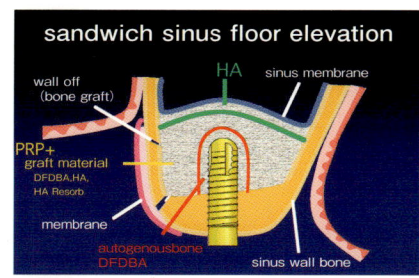

P16　図1-1-3f

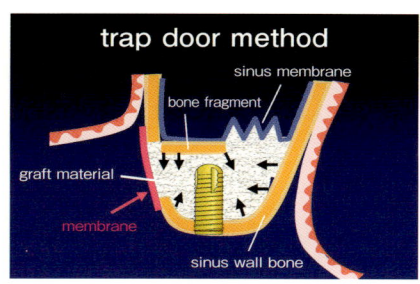

P25　図1-2-6a

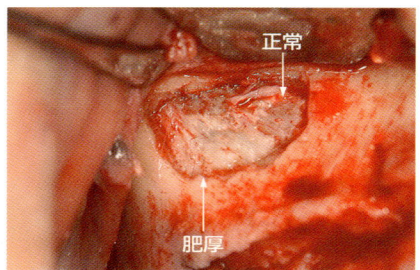

P28　図1-3-11

2章 鑑別診断

2章1　CT画像による上顎洞形態の分類およびアプローチ法 ……………… 32
1　CT画像による上顎洞形態の分類 ……………………………………… 32
2　アプローチ法 ………………………………………………………… 32

2章2　症例の難易度別分類 ……………………………………………… 35
1　適応および非適応症例の分類 ………………………………………… 35
2　診査項目 ……………………………………………………………… 35
- a　歯槽頂線 ……………………………………………………………… 38
- b　上顎洞底線 …………………………………………………………… 39
- c　上顎洞底-歯槽頂間距離 ……………………………………………… 40
- d　頬舌的歯槽頂部骨幅 ………………………………………………… 41
- e　上顎洞内壁の近遠心的距離 ………………………………………… 42
- f　上顎洞幅径 …………………………………………………………… 43
- g　上顎洞内隔壁の高さ ………………………………………………… 44
- h　側方開窓部骨壁の厚さ ……………………………………………… 45
- i　歯槽骨内病変 ………………………………………………………… 46
- j　隣在歯根尖病変 ……………………………………………………… 47
- k　隣在歯根尖位置 ……………………………………………………… 48
- l　CT値 ………………………………………………………………… 49
- m　上顎洞粘膜の肥厚 …………………………………………………… 50
- n　上顎洞内病変 ………………………………………………………… 51
- o　側方開窓部骨壁の血管 ……………………………………………… 52

P38　図2-2-a ②　　P39　図2-2-b ①　　P40　図2-2-c ①、②　　P41　図2-2-d ①、②　　P42　図2-2-e ①

P43　図2-2-f ①、③　　P44　図2-2-g ③　　P45　図2-2-h ①、②　　P46　図2-2-i ③　　P47　図2-2-j ①

P48　図2-2-k ④　　P49　図2-2-l ③　　P50　図2-2-m ②、④　　P51　図2-2-n ②　　P52　図2-2-o ④

3章 難易度別症例

3章1　難易度Ⅰ・上顎洞形態1-E型症例 …………60

　　1）診査 ……………………………………………62
　　2）上顎洞形態の分類 ……………………………62
　　3）診査結果と難易度の判定 ……………………62

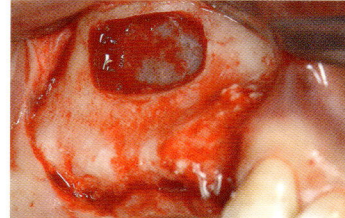
P63　図3-1-9

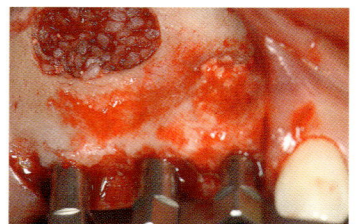
P64　図3-1-13

3章2　難易度Ⅱ・上顎洞形態5-C型症例 …………66

　　1）診査 ……………………………………………68
　　2）上顎洞形態の分類 ……………………………68
　　3）診査結果と難易度の判定 ……………………68

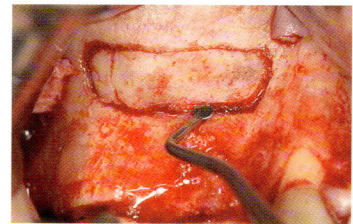
P69　図3-2-13

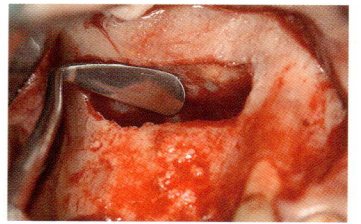
P70　図3-2-19

3章3　難易度Ⅲ・上顎洞形態6-C型症例 …………72

　　1）診査 ……………………………………………74
　　2）上顎洞形態の分類 ……………………………74
　　3）診査結果と難易度の判定 ……………………74

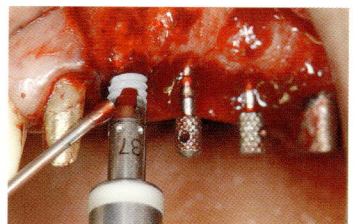
P76　図3-3-18

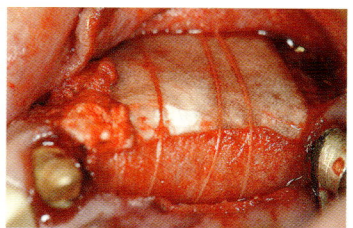
P76　図3-3-21

4章 トラブルシューティング

4章1　術中の偶発症　……………………………………………………………… 78

1　上顎洞粘膜の裂開 …………………………………………………………… 79
1）側方開窓部の骨溝形成時の裂開 ……………………………………………79
2）上顎洞粘膜の剝離時の裂開 …………………………………………………79
3）骨移植材料填入および同時法でのインプラント埋入時の裂開 …………84
4）上顎洞粘膜の穿刺時の裂開 …………………………………………………84

2　血管の損傷 …………………………………………………………………… 85
5）側方開窓部の骨溝形成時の血管の損傷 ……………………………………85
6）側方開窓部骨壁の剝離時の血管の損傷 ……………………………………85
7）上顎洞粘膜の剝離時の損傷 …………………………………………………85

4章2　術後の合併症　……………………………………………………………… 86

1　鼻出血 ………………………………………………………………………… 87
1）手術直後の鼻出血 ……………………………………………………………87
2）手術翌日の鼻出血 ……………………………………………………………88

2　感染 …………………………………………………………………………… 89
3）上顎洞炎 ………………………………………………………………………89
4）頰側骨壁の腐骨 ………………………………………………………………90

5章 術式のための器具および材料

5章1　サイナスフロアエレベーションで使用する手術器具とその流れ … 92

1　診査・診断機器 ……………………………………………………………… 92
2　手術器具と治療の流れ ……………………………………………………… 94

5章2　サイナスフロアエレベーションで使用する材料の種類と特徴 …… 98

1　骨移植材料の種類と特徴 …………………………………………………… 98
2　骨移植材料の使用量 ………………………………………………………… 101

索引 …………………………………………………………………………………… 102
あとがき ……………………………………………………………………………… 108

山道信之（福岡市開業：山道歯科医院）
糸瀬正通（福岡市開業：歯科糸瀬正通医院）

1章

術式の概念

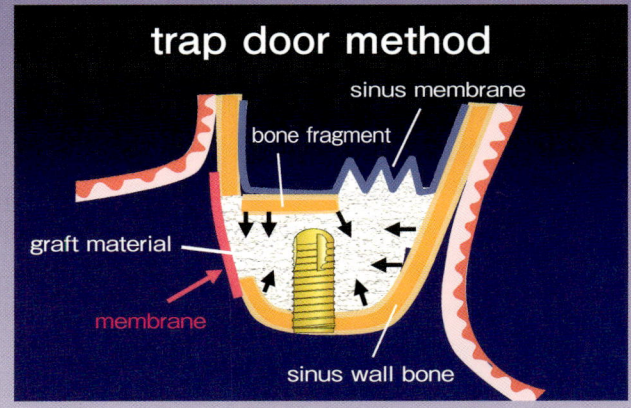

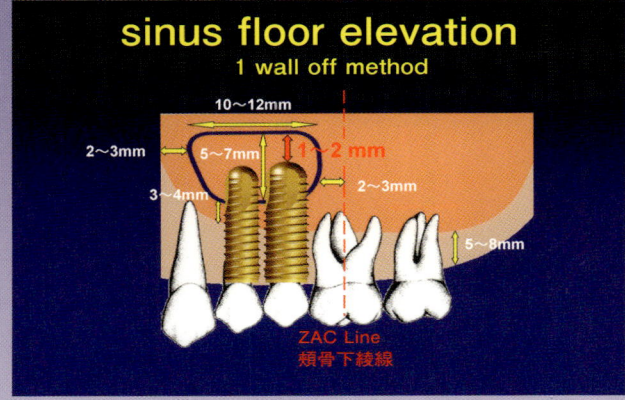

1章 1
サイナスフロアエレベーションの歴史的変遷

1 サイナスフロアエレベーションの歴史

1960年以前、上顎無歯顎患者におけるインプラント補綴では、臼歯部の解剖学的制約（上顎洞の存在）により、下顎同様、臼歯部カンチレバーとなるエクステンションブリッジでの補綴が主流で、しかもその予知性は下顎のカンチレバーよりも低いものだった。

著しく骨吸収の進んだ上顎臼歯部への対応として、1960年代にBoyneがCardwell-Luc法によるサイナスフロアエレベーションを発表した。1980年に入ると、現在のサイナスフロアエレベーションの基礎となる上顎洞粘膜を洞底骨より剥離挙上して自家骨を移植し、インプラントを埋入する方法が普及するようになった[1〜3]。その後、多くの研究者により、さまざまな上顎洞へのアプローチが開発されてきた（表1-1-1）。今日ではフィクスチャーの表面処理に種々の工夫がなされ[4]、より確実により早く、そしてより予知性の高いインプラント治療が行われるようになってきた（図1-1-1）。

表1-1-1 サイナスフロアエレベーションの歴史的変遷

1960年代	BoyneがCardwell-Luc法によるサイナスフロアエレベーション、自家骨（海綿骨）使用	
1970年代	ブレードインプラント埋入に先立ち、サイナスフロアエレベーション実施	
1980年	Boyne & James 最初の症例報告	J Oral Surgery 1980；38：613-616
1993年	Moyらの症例報告	J Oral Maxillofac Surgery 1993；857-862
1994年	Summers オステオトームテクニック	Compendium 1994；15（2）：152, 154-156

右側に自家骨と左側に骨移植材料を用いた症例（図1-1-1a〜d）

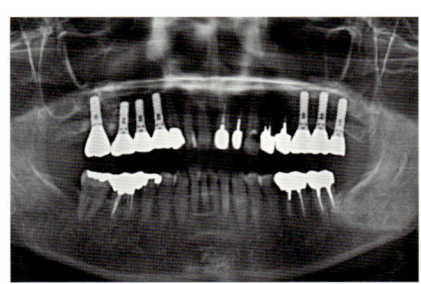

図1-1-1a 術後14年のパノラマX線写真。

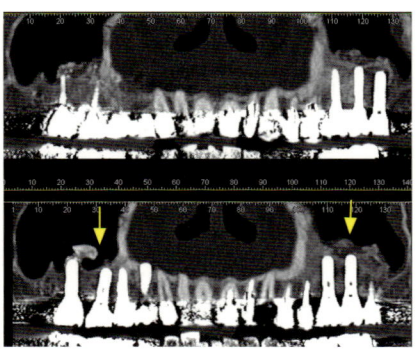

図1-1-1b 術後14年のCT。右側は自家骨のみ、左側は骨移植材料のみで対応している。

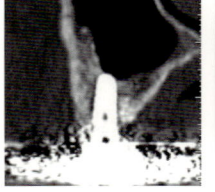

図1-1-1c 右側は自家骨のみ使用したため移植量が不足した。また、フィクスチャー先端部の骨の吸収が一部みられる。

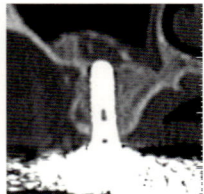

図1-1-1d 左側は骨移植材料のみで造成した術後14年経過時のCT。十分に骨が補塡されているがフィクスチャー先端頰側部はやや不足している。

GBR法とサイナスフロアエレベーションを応用した補綴主導型の症例（図1-1-2a〜c）

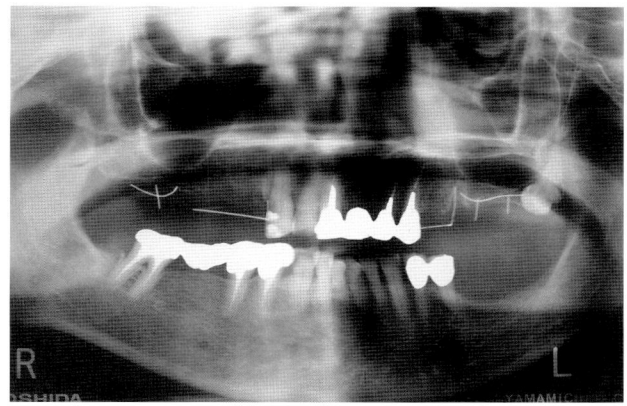

図1-1-2a　術前パノラマX線写真。CTを診断に取り入れる前（13年前）は、シーネにワイヤーを入れ、歯槽頂から上顎洞底までの距離と上顎洞内の形態を診断していた。

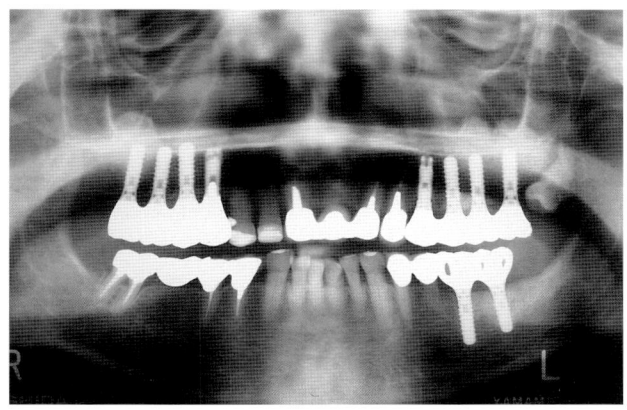

図1-1-2b　術後7年経過時パノラマX線写真。骨移植材料のみのサイナスフロアエレベーションとインプラント埋入を同時法で行った。インプラント先端部の骨吸収は認められない。

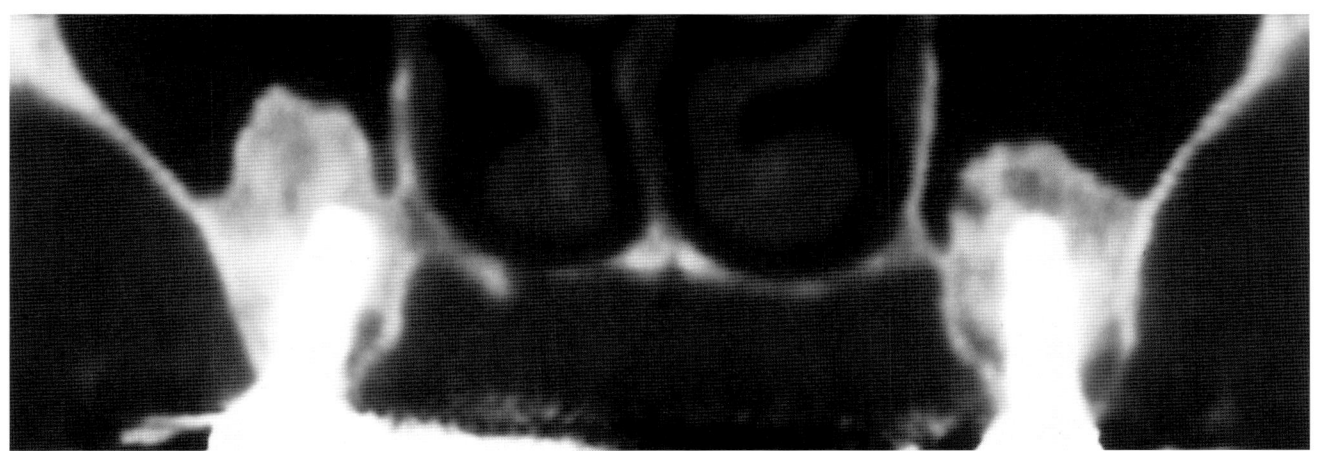

図1-1-2c　術後5年経過の6|6部のCT画像。補綴主導によりインプラントが6|6の理想的な位置に埋入されたため左右のインプラントが対称になっている。

2　サンドウィッチサイナスフロアエレベーションの確立

　著者らは1992年より、外科主導型から補綴主導型のインプラント修復へと移行するため骨誘導再生法（Guided Bone Regeneration：GBR）、垂直的歯槽堤増大法（Vertical Ridge Augmentation：VRA）およびサイナスフロアエレベーション（sinus floor elevation）を日々の臨床に導入してきた（図1-1-2）[5,6]。当時は、自家骨を口腔内から採取してサイナスフロアエレベーションを行っていたが、骨採取部の疼痛、腫脹など術後の侵襲が大きく、採取される骨の量も不十分で、経時的にみると、移植自家骨の吸収が認められた。そのため、骨量の不足を補うために自家骨とともに骨移植材料を使用するようになった。

　1993年頃より、自家骨と骨移植材料の比較について、文献での報告が見られるようになった[7]。そこで1994年

1章　術式の概念

サンドウィッチサイナスフロアエレベーションの確立（図1-1-3a〜f）

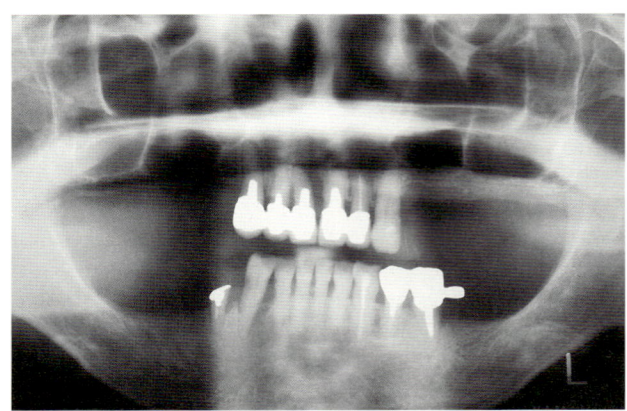

図1-1-3a　術前のパノラマX線写真。左側にステージドアプローチを試みた。

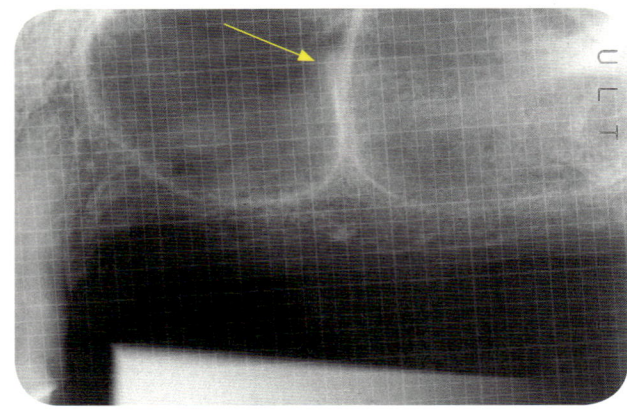

図1-1-3b　術前のデンタルX線写真。隔壁が存在する（→）。

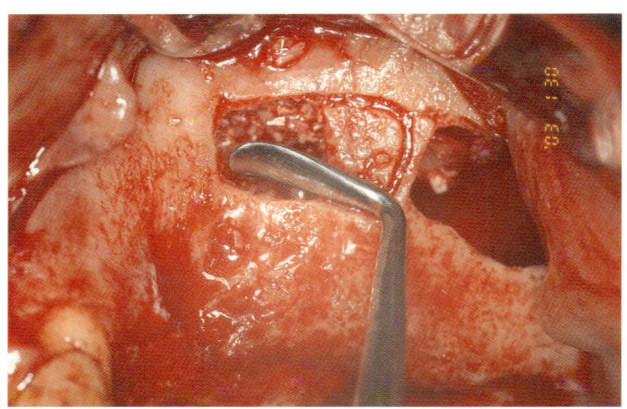

図1-1-3c　wall off methodによるサイナスフロアエレベーション。90°bent instrumentを用いて上顎洞粘膜を挙上していく。

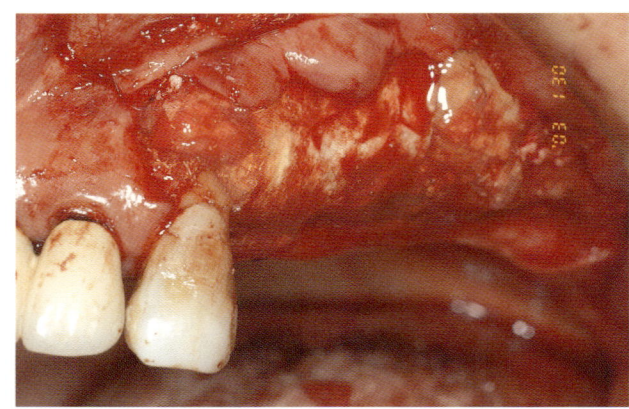

図1-1-3d　PRPを応用したサンドウィッチサイナスフロアエレベーションとGBR。

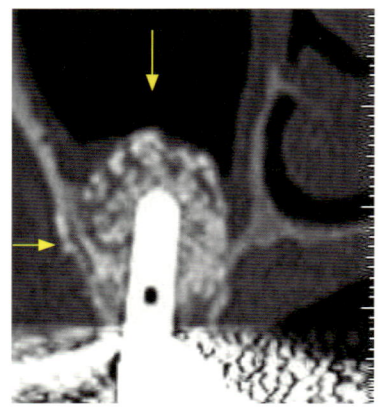

図1-1-3e　サイナスフロアエレベーションによって造成された骨の吸収を防ぐため、挙上した上顎洞粘膜下に非吸収性のHAを填入した（↓）。頬側部にはGBRにより増大された顎堤が認められる（→）。

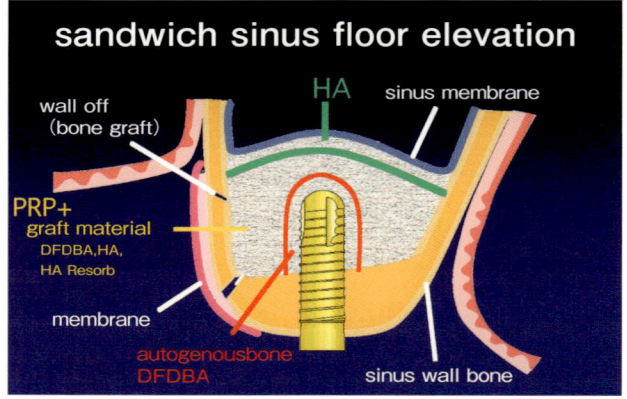

図1-1-3f　サンドウィッチサイナスフロアエレベーション。

より、骨移植材料を主材料としたサイナスフロアエレベーションへと移行し、現在では安定した臨床成績を得ている。また近年、骨移植材料とPRPを応用することにより治療期間の短縮が可能となり、予知性の高いサンドウィッチサイナスフロアエレベーション（sandwich sinus floor elevation）の確立へと至った（図1-1-3、4）[8]。

1章1　サイナスフロアエレベーションの歴史的変遷

VRAとサイナスフロアエレベーションを応用した補綴主導型の症例（図1-1-4a～i）

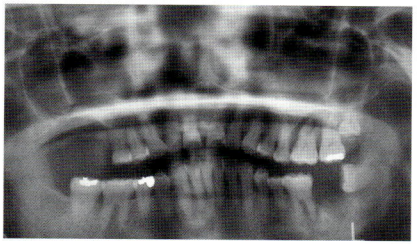

図1-1-4a　1999年10月、術前のパノラマX線写真。

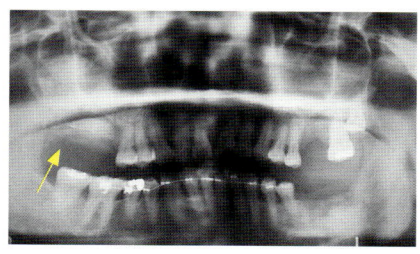

図1-1-4b　2000年2月、VRA後のパノラマX線写真。サンドウィッチサイナスフロアエレベーション＋VRA（↑）。

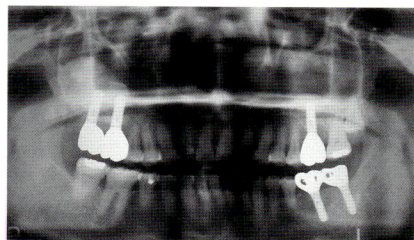

図1-1-4c　2003年5月、上部構造装着時のパノラマX線写真。

図1-1-4d｜図1-1-4e

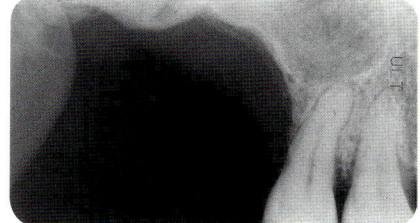
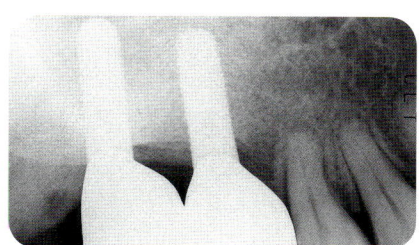

図1-1-4d　術前デンタルX線写真。

図1-1-4e　術後デンタルX線写真。

図1-1-4f｜図1-1-4g

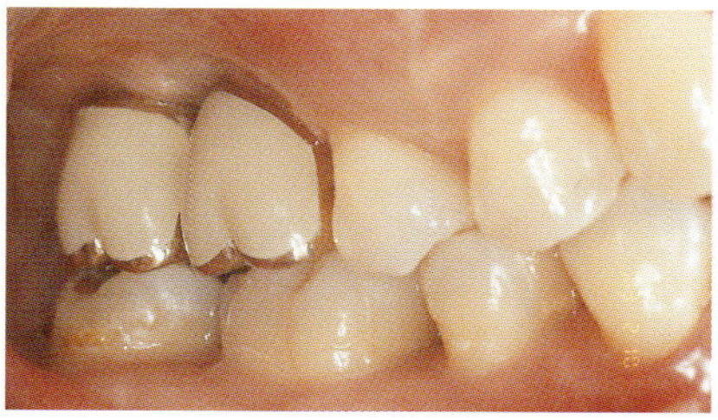

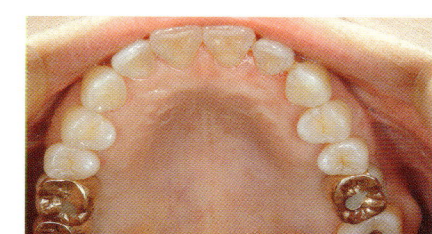

図1-1-4f　術後口腔内写真。2003年2月、スクリュー固定での単独歯修復を行った。

図1-1-4g　術後7年経過時口腔内写真。

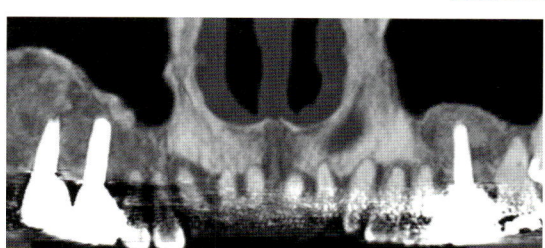
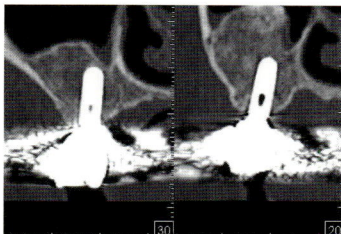
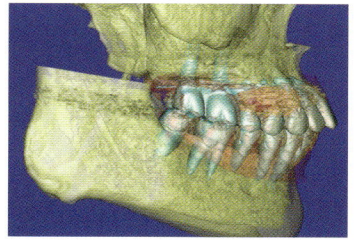

図1-1-4h　術後7年のCT。VRAされた右側の歯槽頂部は左側歯槽頂部と同レベルを維持しており、造成された骨の安定が認められる。

図1-1-4i　6（右）7（左）のCT画像。

図1-1-4j　3DCT解析画像。頬骨下稜線上に6が位置しているのが確認できる。

参考文献

1. Boyne PJ, James RA. Grafting of the maxillary sinus floor with autogenous marrow and bone. J Oral Surg. 1980 ; 38（8）: 613-616.
2. Isaksson S, Ekfeldt A, Alberius P, Blomqvist JE. Early results from reconstruction of severely atrophic (Class VI) maxillas by immediate endosseous implants in conjunction with bone grafting and Le Fort I osteotomy. Int J Oral Maxillofac Surg. 1993 ; 22（3）: 144-148.
3. Isaksson S. Evaluation of three bone grafting techniques for severely resorbed maxillae in conjunction with immediate endosseous implants. Int J Oral Maxillofac Implants 1994 ; 9（6）: 679-688.
4. 元 永三, 糸瀬正通, 張 在光, 水上哲也, 林 美穂. POI SYSTEMの臨床. 東京：クインテッセンス出版. 2001.
5. 山道信之. インプラント治療に必要な骨環境改善について—診断　治療計画　術式を考える—第1回下顎編. Quintessence Dent Implantol 2001 ; 8（1）: 117-124.
6. 山道信之. インプラント治療に必要な骨環境改善について—診断　治療計画　術式を考える—第2回上顎編. Quintessence Dent Implantol 2001 ; 8（2）: 109-119.
7. Moy PK, Lundgren S, Holmes RE. Maxillary sinus augmentation : histomorphometric analysis of graft materials for maxillary sinus floor augmentation. J Oral Maxillofac Surg. 1993 ; 51（8）: 857-862.
8. Nobuyuki Yamamichi, Tatsumasa Itose, Rodrigo Neiva, Hom-Lay Wang. Long-Term Evaluation of Implant Survival in Augmented Sinuses : A Case Series. Int J Periodontics Restorative Dent 2008 ; 28 : 163-169.

1章 2

サイナスフロアエレベーションの現在の位置づけ

1 最新文献における成功率

　上顎大臼歯部のインプラント治療では、骨内長10mm以上、幅径4mm以上のインプラントを埋入することが必要である。しかし、インプラント埋入予定部位の歯槽骨が吸収している症例では、十分な長径のインプラント埋入が上顎洞という解剖学的制約を受けるため困難となる。さらに上顎は、一般的に下顎と比較して骨質が悪く、上顎洞内に造成された骨においてもインテグレーションの獲得は困難となる。このような症例に、十分な長幅径のインプラントを埋入するためには、上顎洞底の挙上と骨の造成が必要となる。上顎洞の挙上方法は、側壁からのアプローチ（ラテラルウィンドウテクニック）と歯槽頂からのアプローチ（オステオトームテクニック）とに大別される。側壁からアプローチする場合は、頰側骨壁の開窓、上顎洞粘膜の剥離・挙上、骨移植材料の塡入と複雑な手技を必要とし、患者への外科的侵襲も多いが、直視下での上顎洞粘膜の挙上が可能で、十分な骨を造成することができる。一方、歯槽頂からアプローチする場合は、外科的侵襲は少ないものの、直視下での挙上ができず、十分な骨量を獲得することが困難である。

　ラテラルウィンドウテクニックの成功率に関して、Tongら[1]によるメタアナリシスは、自家骨のみの使用で90％、自家骨にハイドロキシアパタイト（Hydroxyapatite：HA）を加えた場合で94％、脱灰凍結乾燥他家骨移植材料（demineralized freeze-dried bone allograft：DFDBA）にHAを加えた場合で98％、HA単独では87％の生存率であったと報告している。また、2006年にはPelegら[2]がインプラント同時埋入を行った症例で9年での残存率が97.9％であったと述べている。また、2008年の筆者らの報告では[3]、サイナスフロアエレベーションの成功率は96.4％であり、自家骨のみを使用した場合よりも、DFDBA、吸収性HA、非吸収性HAを1：1：1で混合したものを使用した場合のほうが成功率は高かった。

　一方、オステオトームテクニックに関して、Summers[4]は、オステオトームを用いた上顎洞底挙上術を報告しているが、2回法インプラントにおいて、咬合圧負荷後18ヵ月の成功率は96％であったと報告している。Summersは、用いる骨移植材料としては自家骨にDFDBAを添加し、さらに吸収性のHA顆粒を少量添加することを提案している。McDermottら[5]は2006年に、ラテラルウィンドウテクニックとオステオトームテクニックをまとめた上顎洞骨造成術は、インプラント失敗のリスクファクターとはならないと結論づける研究を発表している。

2 サンドウィッチサイナスフロアエレベーションの概念

　サンドウィッチサイナスフロアエレベーションとは、補綴主導型のインプラント修復を目的とし[6]、上顎洞粘膜を側方から挙上してその骨膜と上顎洞前外壁・後外壁・内壁および洞底からなるスペースに自家骨および各種骨移植材料を含む複合骨（composite bone：コンポジットボーン）を塡入し、埋入されるインプラント周囲

表1-2-1　自家骨とコンポジットボーンの比較

移植骨	利点	欠点
自家骨	・骨形成能がある ・オッセオインテグレーションしやすい ・生態的な安全性	・使用量が制限される ・呼吸圧によって吸収されやすい ・ドナーサイトの手術が必要（口腔外採取含む）
コンポジットボーン	・骨誘導能がある（DFDBA、ヒトガンマ線照射骨（puros）） ・骨伝導能がある（HA、β-TCP、calcium sulfate） ・使用量が制限されない ・吸収されにくい ・ドナーサイトの手術が不必要	・オッセオインテグレーションに時間がかかる ・免疫反応がない（感染に弱い）

表1-2-2　GBRにおける骨造成の待機期間

造成部位	下顎骨		上顎骨	
	骨移植材料	PRP+骨移植材料	骨移植材料	PRP+骨移植材料
側方	6ヵ月	3〜4ヵ月	6〜8ヵ月	4〜5ヵ月
垂直	8〜10ヵ月	6〜8ヵ月	8〜10ヵ月	6〜8ヵ月
上顎洞			8〜10ヵ月	4〜6ヵ月

サンドウィッチサイナスフロアエレベーション症例（図1-2-1a〜g）

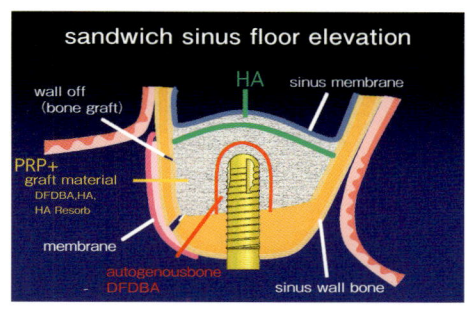

図1-2-1a　サンドウィッチサイナスフロアエレベーションとは各種骨移植材料を用いて上顎洞内に3層構造の骨造成を行う方法である。

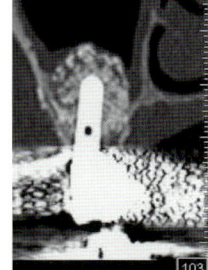

図1-2-1b　術後1.5年のCT画像。上顎洞粘膜側の非吸収性のHA層は明瞭な不透過像を呈している。上顎洞底側のDFDBAと既存骨の境界は不明瞭であり、DFDBAが新生骨に置換し、インプラントとのオッセオインテグレーションを獲得している。

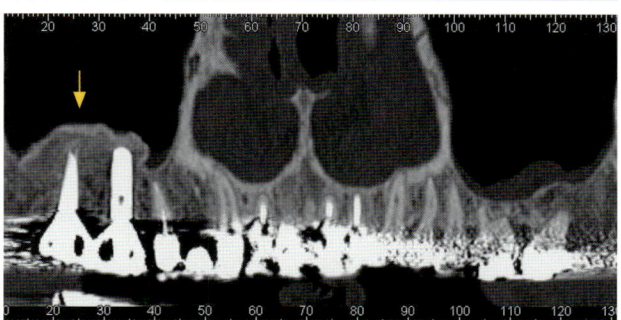

図1-2-1c　術後5年のCT画像（sagittal）。上顎洞粘膜側の非吸収性HA層は緻密化し、不透過像を示している（↓）。

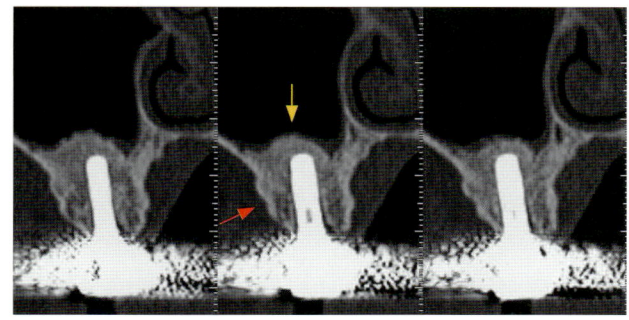

図1-2-1d　6⏌部位（前後1mm）のCT画像（coronal）。インプラント周囲と先端部に骨の吸収はみられない。開窓部骨壁上にGBRにより造成された骨は周囲の骨と同化し、緻密化が進んでいる（↓）。HA層（↓）。

に十分な骨量を確保することである。コンポジットボーンと自家骨との比較を表1-2-1に示す。

　上顎洞内に造成された骨は、リモデリングを繰り返しながら吸収することが知られている。上顎洞内の造成は、下顎歯槽骨の場合とは異なり、本来解剖学的に骨が存在しない部位に造成しなければならない（表1-2-2）。また、常に断続的な呼吸圧の影響を受けることにより、骨造成には不利な条件下である。造成された骨を長期的に安定させるためには、この吸収を伴うリモデリングに耐えうるような強固なものにする必要がある。

1章 術式の概念

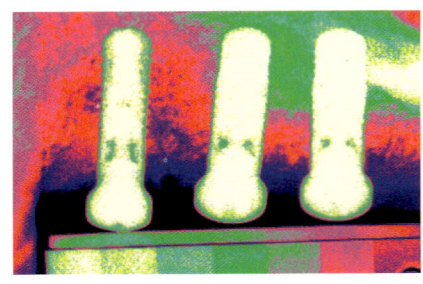

図1-2-1e 術後6ヵ月時。アルミウェッジ当量画像でみると、GBRを行った|4相当部の造成骨はPRPを使用していないためまだ幼弱である。

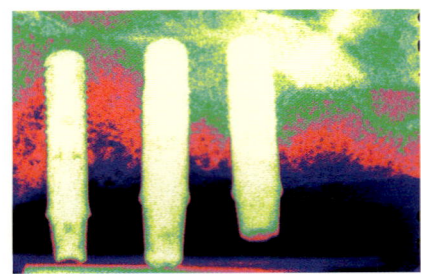

図1-2-1f 10ヵ月後では、上顎洞内の骨移植材料が新生骨に転化され熟成が進んでいる。

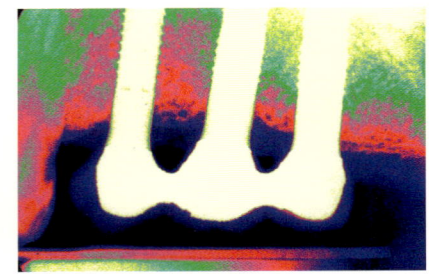

図1-2-1g 7年経過。サイナスフロアエレベーションと同時埋入に応用した骨移植材料は上顎洞内で新生骨を誘導している。5年以上経過するとインプラント周囲のアルミ当量値が上昇し、緻密骨化が進んでいる。

表1-2-3 オステオトームテクニック、サイナスフロアエレベーションの術式の選択基準

インプラントサイズ	クラス	垂直的骨量による分類	術式
φ4.2×12.0mm	1級	12mm以上	通常のインプラント埋入
	2級	9mm以上12mm未満	オステオトームテクニック
	3級	5mm以上9mm未満	サンドウィッチサイナスフロアエレベーション＋サイマルテイニアスアプローチ
	4級	5mm未満	サンドウィッチサイナスフロアエレベーション＋ステージドアプローチ
φ4.7×10.0mm	1級	10mm以上	通常のインプラント埋入
	2級	7mm以上10mm未満	オステオトームテクニック
	3級	5mm以上7mm未満	サンドウィッチサイナスフロアエレベーション＋サイマルテイニアスアプローチ
	4級	5mm未満	サンドウィッチサイナスフロアエレベーション＋ステージドアプローチ

サンドウィッチサイナスフロアエレベーションでは、上顎洞粘膜側にはスペースメイキングを目的とし、呼吸圧に抵抗する非吸収性HA層、中間には確実にリモデリングを行うコンポジットボーン層、インプラント周囲には早期にオッセオインテグレーションを獲得するためのDFDBAまたは自家骨層の三層構造（図1-2-1）により、長期的に吸収されにくい骨の造成が可能となる。

3 上顎洞へのアプローチ法の選択基準

上顎洞へのアプローチの方法としては、歯槽頂からのアプローチと側壁からのアプローチに大別される。現在、著者らは歯槽頂からのアプローチとして、2級に対してはオステオトームテクニックを、3級と4級に対しては側壁からのアプローチであるサンドウィッチサイナスフロアエレベーションを採用している。

サンドウィッチサイナスフロアエレベーションは、残存する上顎歯槽骨の垂直的および水平的骨量により同時法と段階法に分類される（表1-2-3、図1-2-2）。同時法ではサンドウィッチサイナスフロアエレベーションと同時にフィクスチャーの埋入を行い、段階法ではサイナスフロアエレベーションから4～6ヵ月後にフィクスチャーを埋入することとなる。さらに、表1-2-4に示すようにGBRによる水平的な骨の造成量も考慮しインプラントの埋入時期は決定される。

著者らは、上顎臼歯部ではPOIインプラントシステ

ラテラルウィンドウテクニックの術式の選択基準（図1-2-2a、b）

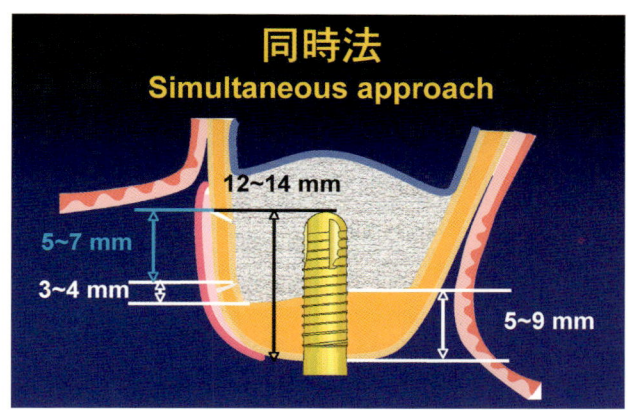
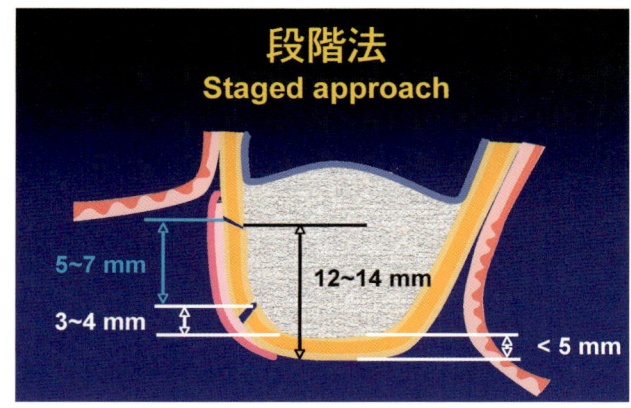

図1-2-2a 同時法。歯槽頂部から上顎洞底までの距離が5〜9mm存在し、歯槽頂初期固定が可能な場合は同時法を行うことができる。

図1-2-2b 段階法。歯槽頂から上顎洞底までの距離が5mm未満の場合は初期固定できないためサンドウィッチサイナスフロアエレベーション後4〜6ヵ月経過時にインプラント埋入する。

オステオトームテクニックによる上顎洞粘膜の挙上範囲（図1-2-3、4）

| 図1-2-3a | 図1-2-3b |

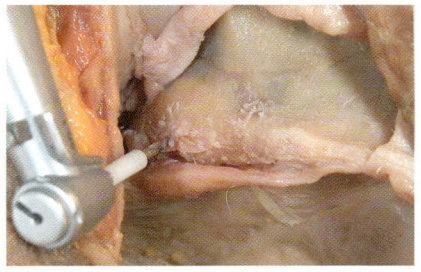
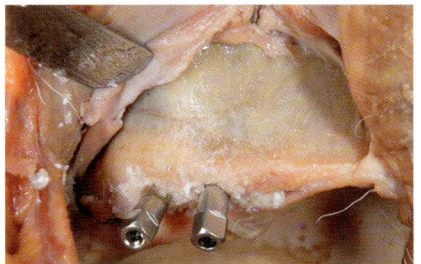

図1-2-3a #16スパイラルドリルで埋入窩を形成。
図1-2-3b オステオトームテクニック後インプラントを所定の位置まで埋入した。

| 図1-2-3c | 図1-2-3d |

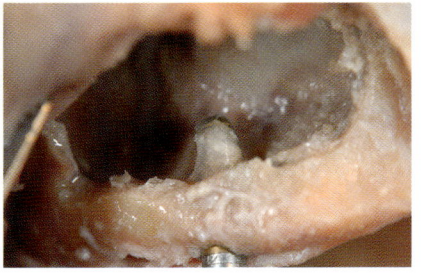
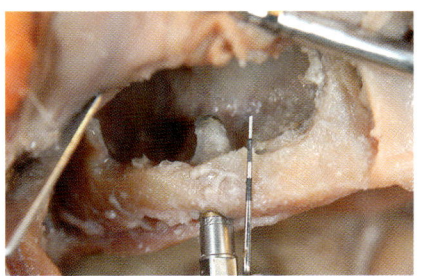

図1-2-3c フィクチャー埋入後、頬側骨壁を除去し、上顎洞内部を観察した。埋入圧で上顎洞粘膜は穿孔し、フィクスチャーの先端が露出している。
図1-2-3d 穿孔時のオステオトームテクニックによる上顎洞粘膜挙上量は5mm。埋入時の手指感覚では上顎洞粘膜の穿孔は感じることができなかった。

ムのφ4.2×12mmのフィクスチャー埋入を基準としている。もし、頬舌的な骨幅や垂直的な骨量が不足している場合は、サイナスフロアエレベーションと同時にリッジオグメンテーションが必須条件となってくる。また、これまでの経験により、オステオトームテクニックでの上顎洞底挙上量は4mmを限度と考えている。

4 オステオトームテクニックによる上顎洞粘膜の挙上範囲

実習1では、オステオトームテクニックを応用し、インプラントを埋入したのち、側壁を開窓し上顎洞内を観察した。その結果、上顎洞底の挙上量は4mmが限界で

1章 術式の概念

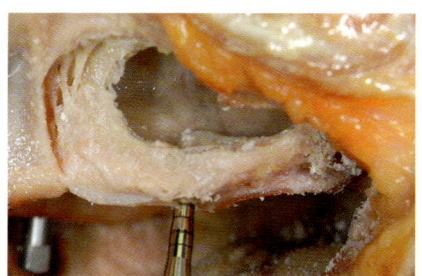
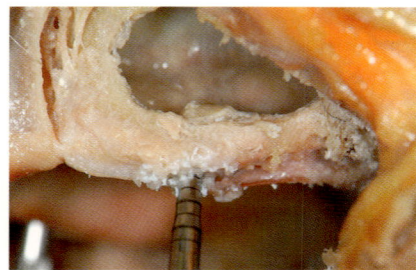
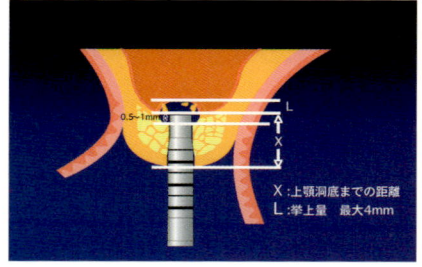
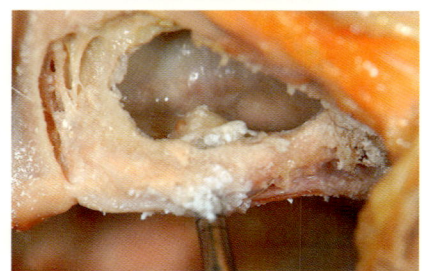

図1-2-4a ｜ 図1-2-4b

図1-2-4a　オステオトーム #21で上顎洞底部の骨を骨折させる。
図1-2-4b　#3のクローバードリルとオステオトーム #28で埋入窩を拡大する。

図1-2-4c ｜ 図1-2-4d

図1-2-4c　オステオトームで上顎洞底部を骨折させると、上顎洞底部の骨壁は複数に破折し、側方に分散する。
図1-2-4d　骨補填材料を埋入窩に塡入し、オステオトーム #31を槌打して骨補塡材料の侵入で上顎洞粘膜を剝離挙上する。挙上量が4mm以内であれば上顎洞粘膜は穿孔しなかった。

オステオトームテクニック術中CT画像での観察（図1-2-5a〜j）

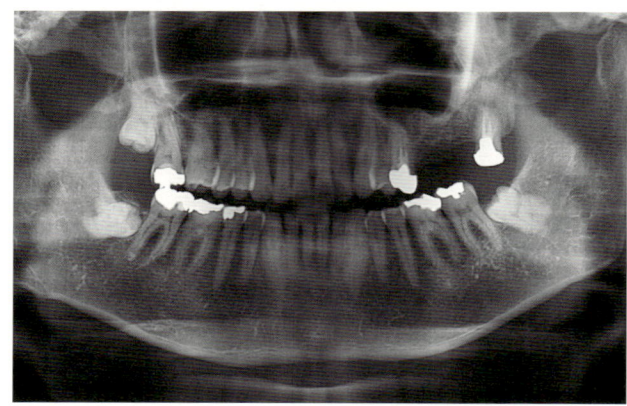

図1-2-5a　術前のパノラマX線写真。上顎洞内は鮮明な透過像を呈している。

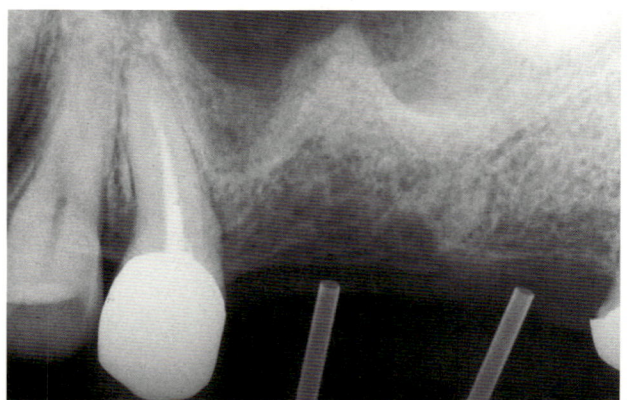

図1-2-5b　術前のデンタルX線写真。上顎洞内に隔壁が認められる。

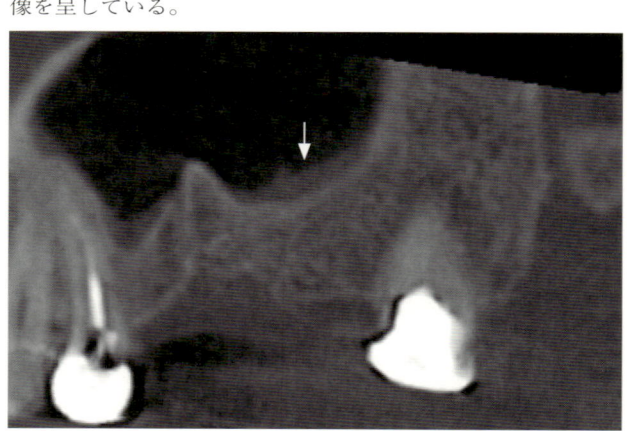

図1-2-5c　術前のCT画像（sagittal）。隔壁が存在し上顎洞粘膜の肥厚（1〜2mm）がわずかに認められる（↓）。

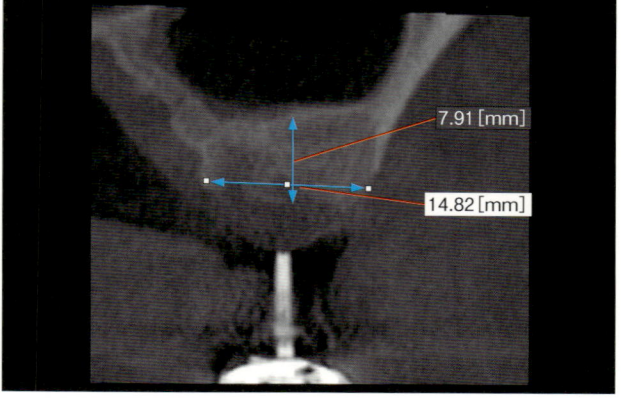

図1-2-5d　術前のCT画像（coronal）。歯槽頂から上顎洞底までの距離は約8mmである。骨幅は中間部で約15mm、歯槽頂で約10mmである。φ4.7〜5.2×10mmのインプラントが選択される。

22

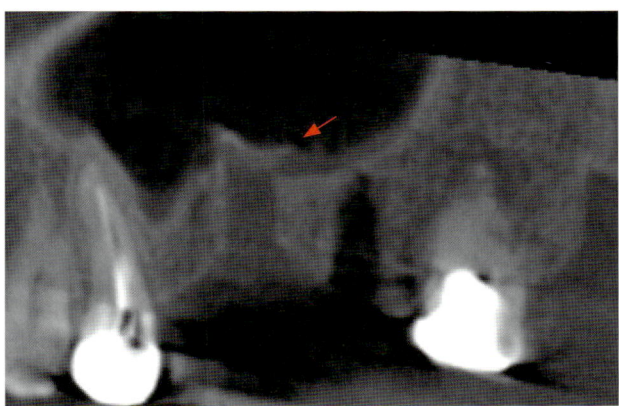

図1-2-5e 術中のCT画像(sagittal)。抜歯窩の先端に隔壁があり、上顎洞底部骨壁とともに骨折させた状態。

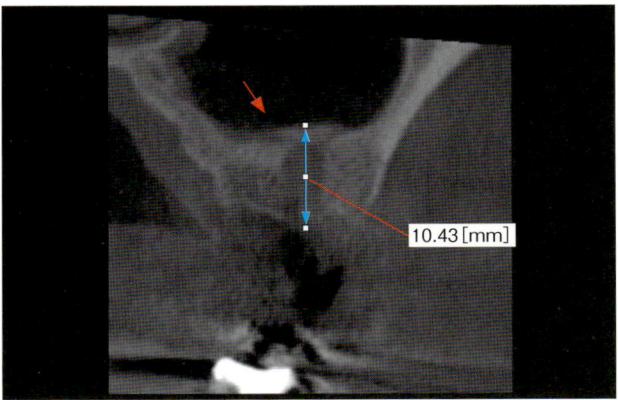

図1-2-5f 術中のCT画像(coronal)。オステオトームで上顎洞底の骨壁が約2.5mm挙上された。

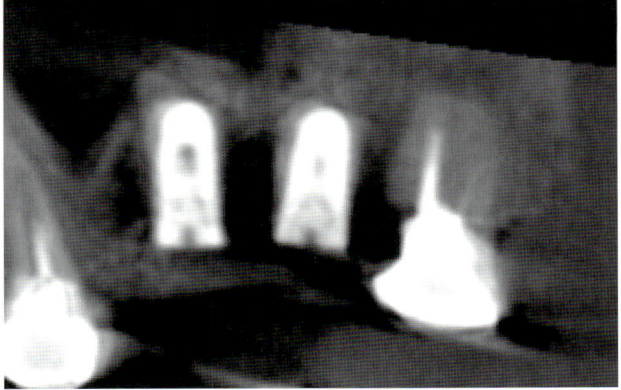

図1-2-5g 術後のデンタルX線写真。オステオトームテクニック窩に填塞する骨移植材料の量が重要である。

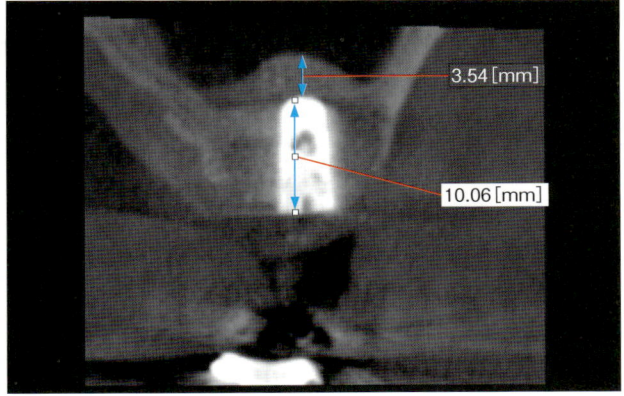

図1-2-5h 術後のCT画像(coronal)。約3.5mmの上顎洞粘膜の挙上が得られ、フィクスチャー先端部に十分な骨移植材料の填塞が得られた。

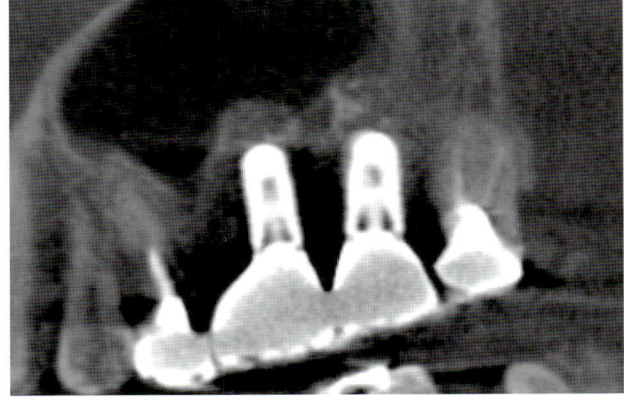

図1-2-5i 上部構造装着時のCT。フィクスチャー先端部の骨移植材料の吸収は見られない。

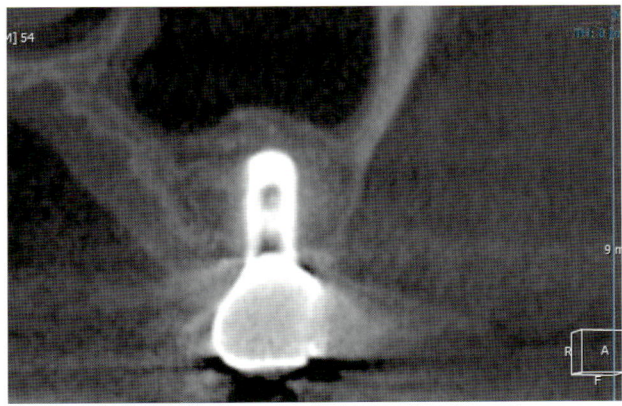

図1-2-5j オステオトームテクニックにより挙上された上顎洞粘膜は、骨移植材料の侵入によって弧を描き、上顎洞を反転した形態となっている。

あることがわかる(図1-2-3)。インプラント上方に少なくとも2mmの骨が必要と考えるならば、インプラントに接する部位の挙上は2mmが限界となる。

実習2では、上顎洞側壁を開窓した状態で、オステオトームを用いて上顎洞粘膜を直視下で挙上した。今にも裂開しそうな状態である(図1-2-4、5)。

表1-2-4　trap door method と wall off method の選択基準

側方開窓法	適応症
trap door method	・側方開窓部骨壁が2.5mm未満 ・側方開窓部に血管が存在しない ・隔壁が存在しない ・上顎洞幅径が平均（19.3mm）より小さい ・上顎洞粘膜が極端に薄い ・早期の側方的（頰側）骨増大が必要でない（骨の緻密化に時間がかかる）
1 wall off method	・側方開窓部骨壁が1mm以上 ・上顎洞粘膜が正常 ・隔壁が存在する ・早期の側方的（頰側）骨増大が必要である
2 wall off method	・上顎洞内壁の距離が長い ・欠損部上顎洞内に隔壁が存在する

5　側方開窓法による分類

　側方開窓法は、上顎洞開窓部骨壁を上顎洞粘膜と同時に挙上するtrap door methodと、上顎洞粘膜から骨壁を外して上顎洞粘膜を挙上したのち、再び骨壁を開窓部へ戻すwall off methodとに分類される。また、wall off methodは開窓する骨壁の数により1 wall off methodと2 wall off methodそして3 wall off methodとに分類される。欠損部が大きい場合や大きな隔壁が存在する場合は、隔壁の近遠心の2ヵ所で開窓する2 wall off methodが選択される（表1-2-4、図1-2-6）。

参考文献

1. Tong DC, Rioux K, Drangsholt M, Beirne OR. A review of survival rates for implants placed in grafted maxillary sinuses using metaanalysis. Int J Oral Maxillofac Implants. 1998；13（2）：175-182.
2. Peleg M, Garg AK, Mazor Z. Predictability of simultaneous implant placement in the severely atrophic posterior maxilla: A 9-year longitudinal experience study of 2132 implants placed into731human sinus grafts. Int J Oral Maxillofac Implants. 2006；21（1）：94-102.
3. Yamamichi N, Itose T, Neiva R, Wang HL. Long-Term Evaluation of Implant Survival in Augmented Sinuses: A Case Series. Int J Periodontics Restorative Dent. 2008；28（3）：163-169.
4. Summers RB. The osteotome technique：Part 3-Less invasive methods of elevating the sinus floor. Compendium. 1994；15（6）：698, 700, 702-704.
5. McDermott NE, Chuang SK, Woo VV, Donson TB. Maxillary sinus augmentation as a risk factor for implant failure. Int J Oral Maxillofac Implants. 2006；21（3）：366-374.
6. 上川明久，山道信之，阿部晴彦．予後を診る—ケースプレゼンテーションによるインプラント治療の経年的評価—第9回 撤去後欠損が大きいブレードインプラントのやり直し症例の予後．Quintessence Dent Implantol 2006；13（4）：487-493.

1章2　サイナスフロアエレベーションの現在の位置づけ

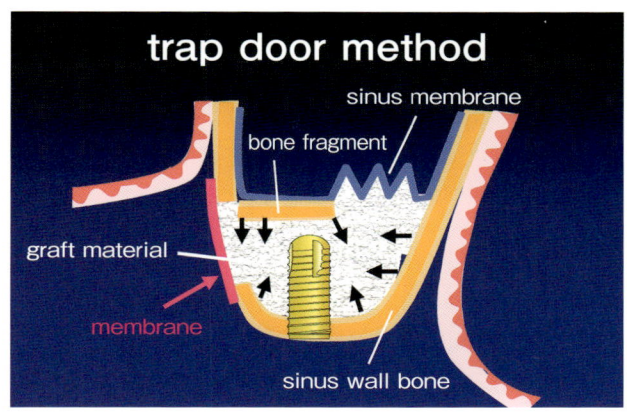

図1-2-6a　trap door method。上顎洞外壁の厚さが1mm未満の場合は上顎洞外壁骨片を上顎洞粘膜と同時に挙上するtrap door methodを用いる。

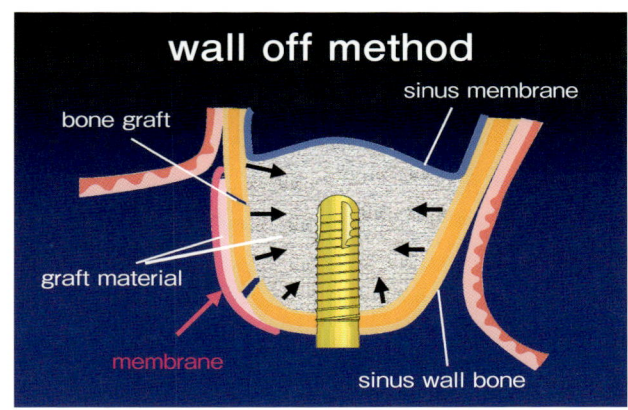

図1-2-6b　wall off method。上顎洞外壁の厚さが1mm以上の場合は上顎洞粘膜から骨壁を外し、上顎洞粘膜を挙上したのち、再び骨壁を外壁へ戻すwall off methodを行う。術後、外壁部から新生骨造成が期待でき、頬側部の歯槽堤増大のためのGBRも可能となる。

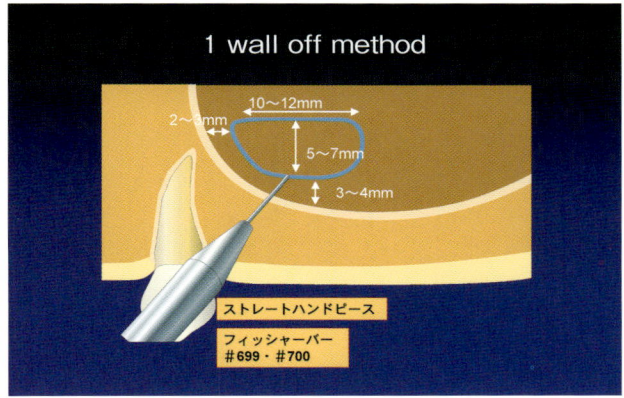

図1-2-6c　開窓部は近心壁から2〜3mm、上顎洞底より3〜4mmの位置とし、大きさは近遠心的に10〜12mm、垂直的には5〜7mmの距離を確保することが重要である。

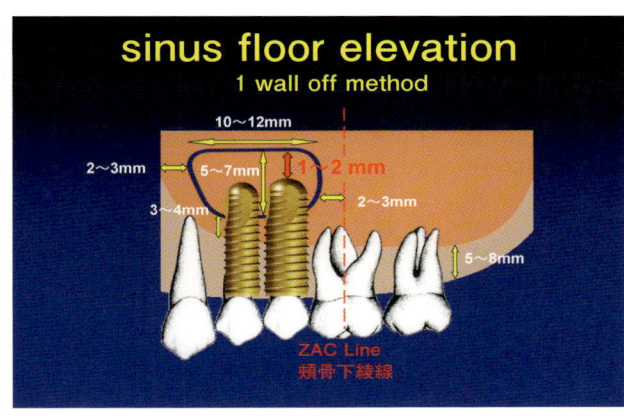

図1-2-6d　開窓部上縁をフィクスチャー先端上方1〜2mmに設定することにより、埋入時に上顎洞粘膜とフィクスチャー先端の位置関係を確認できる。

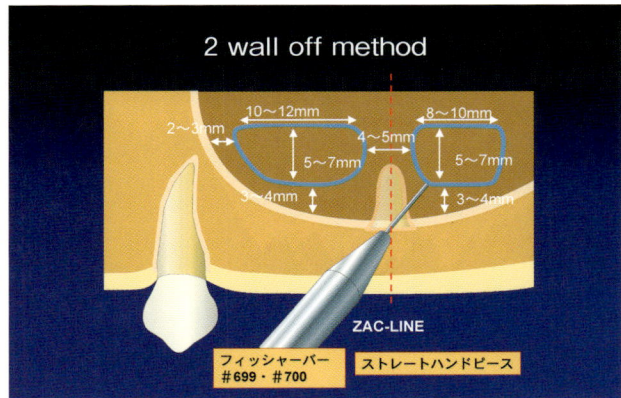

図1-2-6e　近遠心的に長い場合、ZACラインを中心として2 wall開窓する。また、大きな隔壁が存在する場合も同様に2 wall開窓する。

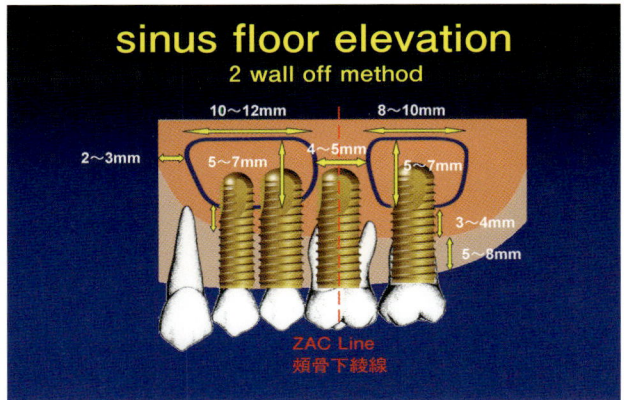

図1-2-6f　ZACライン（頬骨下稜線）部を保存することにより、術後の頬側部の凹窩を防止するとともにGBRでのスペースメイキングを容易にすることができる。

1章3

サイナスフロアエレベーションのための解剖

　サイナスフロアエレベーションを成功させるためには、上顎洞内や上顎洞周辺の解剖学的構造を理解することが重要である。項目として、次の4つが挙げられる。
1．上顎洞の形態、大きさ
2．上顎洞内の隔壁（梁壁）
3．上顎洞粘膜
4．血管（上歯槽動脈）

1　上顎洞の形態、大きさ

1）上顎洞の形態

　頬骨下稜（Zygomatics-Alveolar-Crest）は、サイナスフロアエレベーションの際、必ず術野に現れる解剖学的な構造物である。頬骨下稜の中心を通る前額断面を頬骨下稜線（ZACライン）とし上顎洞の位置関係を把握する計測基準とした。上顎洞を25mm平面（歯槽頂より25mm高位で咬合平面に平行な平面）（図1-3-1、2）で切断した断面で上方から観察すると、上顎洞は、上顎洞前外壁、上顎洞後外壁、上顎洞内壁および上顎洞底の四面で構成される（図1-3-3）。サイナスフロアエレベーションは、挙上された上顎洞粘膜とこの四面からなるスペースにインプラントのための骨を造成する。

2）上顎洞の大きさ

　大きさについては、高橋、渡辺らによると[3,4]、25mm平面では、前後径に相当する洞内壁は平均

上顎洞の形態（図1-3-1〜3）

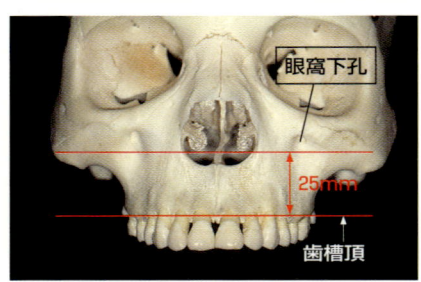

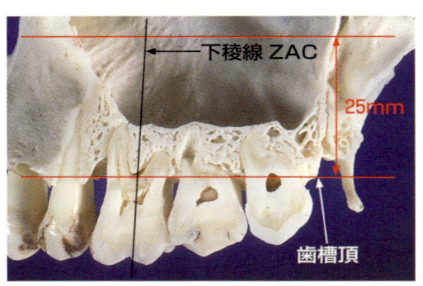

図1-3-1　Tatum H Jr[1,2]は上顎洞粘膜挙上の目安を歯槽頂より最大25mmとした。歯槽頂より25mm高位で咬合平面に平行な面を25mm平面とし計測基準とした。多くは眼窩下孔より下を通り頬骨下稜の一部を横切る。

図1-3-2　頬骨下稜線の多くは第一大臼歯部を通る。

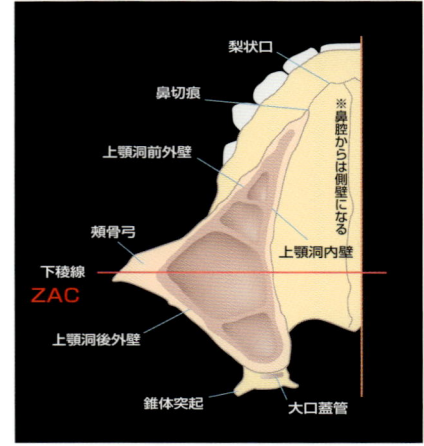

図1-3-3　上顎洞は前外壁、後外壁、内壁および洞底の四面で構成されている。（参考文献3より引用、改変）

上顎洞の大きさ（図1-3-4〜7）

図1-3-4 上顎洞水平断面概略図。頬骨下稜線を基準に合計33洞を計測した平均値を示す。（参考文献3より引用、改変）

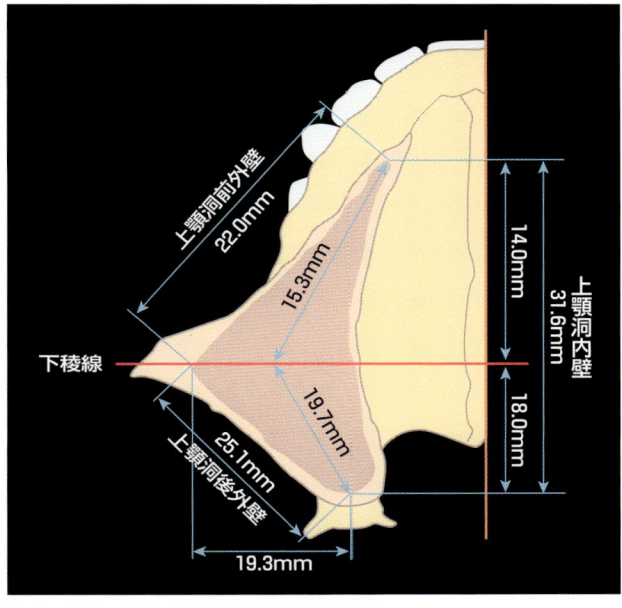

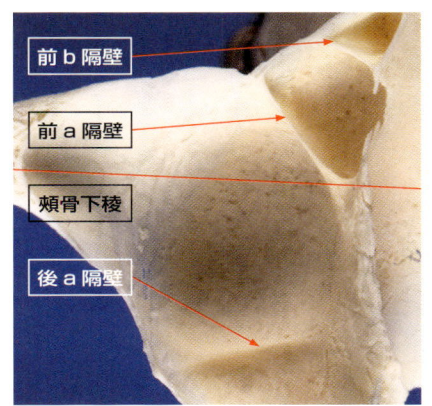

図1-3-5 隔壁の平均高径。前a隔壁が3.4mm、前b隔壁が12.0mm、後a隔壁が4.4mmで前b隔壁がもっとも高い。（写真は神奈川歯科大学高橋常男教授より提供）

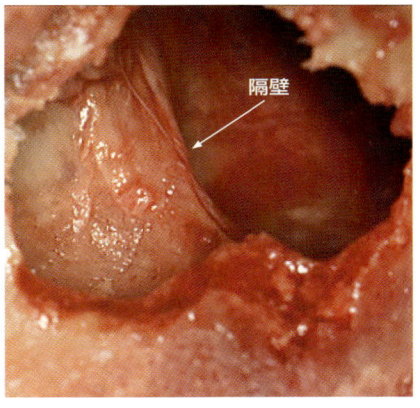

図1-3-6 鋭縁で高さのある隔壁の上顎洞粘膜は剝離が困難である。CT画像による術前の診査と術野を確保し直視下で上顎洞粘膜を剝離するための開窓部の設計が求められる。

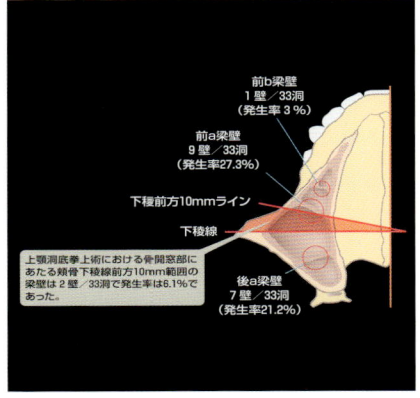

図1-3-7 上顎洞隔壁の分布。頬骨下稜線より前方10mmの範囲は、隔壁の出現頻度が少なく、上顎洞開窓の位置としてもっとも適当であると考えられる。（参考文献3より引用、改変）

31.6mm（26.5〜35.5mm）、横径に相当する洞幅径は平均19.3mm（14.5〜36.5mm）であった（図1-3-4）。CT画像では洞内壁はsagittal画像、洞幅径はcoronal画像で診査する。

2　上顎洞内の隔壁

　上顎洞内には、種々の高さと形を持った隔壁（30〜40％の頻度）、隆起（25％の頻度）が存在する。上顎洞内の隔壁は、棘状、鋸歯状あるいは隆起状を呈し、薄い上顎洞粘膜が付着している。そのため、隔壁部の上顎洞粘膜の剝離は、裂開を引き起こす原因となることが多い。

　隔壁の名称は、下稜線を境に前方にあるもので、頬骨下稜線より1番目の隔壁を前a隔壁、2番目を前b隔壁とし、後方1番目にあるものを後a隔壁としている（図1-3-5、6）。図は高橋、渡辺らの研究による、上顎洞隔壁（梁壁）の分布を示す（図1-3-7）。

上顎洞粘膜（図1-3-8〜16）

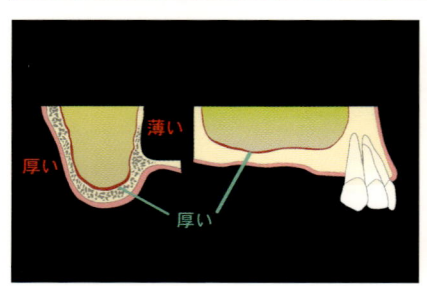

図1-3-8　洞底部は他壁と比較して厚く、外側壁は内側壁より厚いため無歯顎の洞粘膜は厚い傾向にある。（イラストは神奈川歯科大学高橋常男教授より提供）

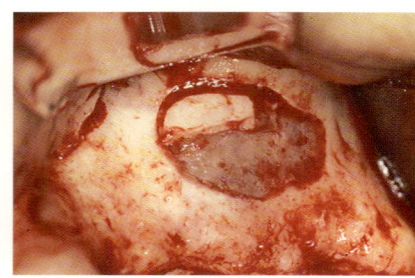

図1-3-9　正常な上顎洞粘膜。

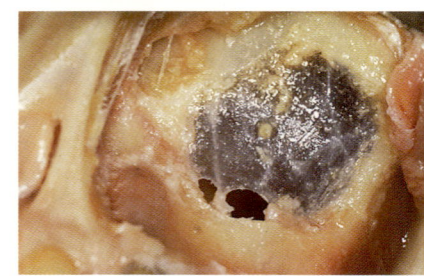

図1-3-10　薄い上顎洞粘膜。

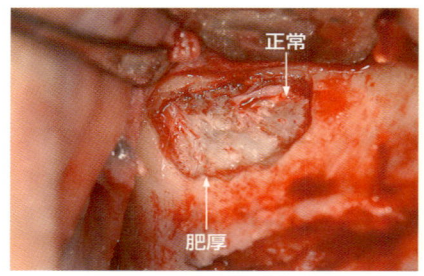

図1-3-11　肥厚した上顎洞粘膜（↑）と正常な上顎洞粘膜（↓）。

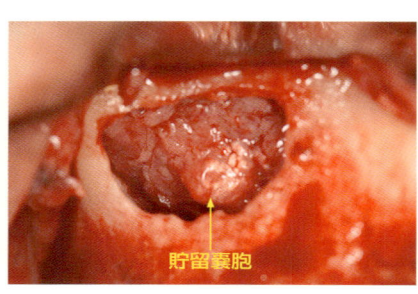

図1-3-12　肥厚した上顎洞粘膜の一部に貯留嚢胞が認められる（↑）。

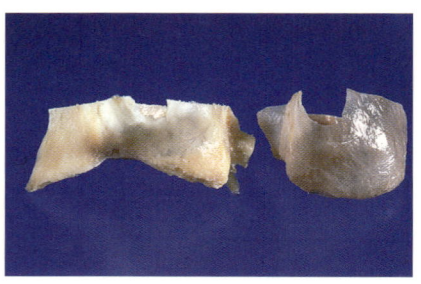

図1-3-13　ホルマリン固定後、上顎骨より上顎洞粘膜を分離。上顎洞粘膜の薄さがわかる。（写真は神奈川歯科大学高橋常男教授より提供）

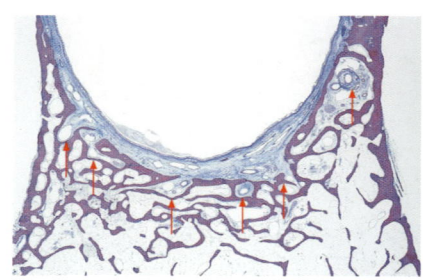

図1-3-14　正常な上顎洞粘膜の組織像。上顎洞粘膜の厚さはさまざまで0.3〜0.8mmである。上顎洞粘膜に面する小血管が多数観察される（↑）。（写真は神奈川歯科大学高橋常男教授より提供）

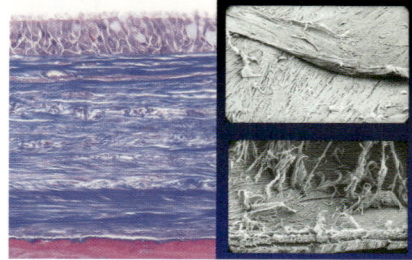

図1-3-15　上顎洞粘膜は、上皮層（多列線毛上皮）、基底膜、粘膜固有層の三層構造を成している。電顕像からわかるように線維の走行が単純であり、上顎洞粘膜を穿孔させると呼吸のたびに裂けるように裂開が広がる。（写真は神奈川歯科大学高橋常男教授より提供）

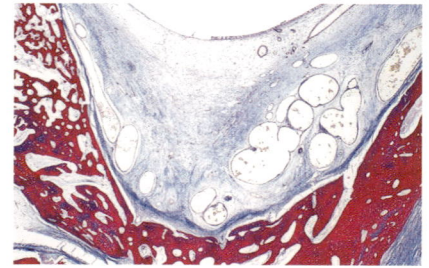

図1-3-16　肥厚した上顎洞粘膜の前額断の組織像。肥厚した上顎洞粘膜内に貯留物が存在することがある。（写真は神奈川歯科大学高橋常男教授より提供）

3　上顎洞粘膜

　上顎洞粘膜は大変薄く、厚さもさまざまで正常な上顎洞粘膜は0.3〜0.8mmである。特徴として上顎洞底部は他壁と比較して厚く、外側壁は内側壁より厚く、無歯顎の上顎洞粘膜は厚い傾向にある（図1-3-8〜10）。

　上顎洞粘膜は、鼻粘膜と同様に多列線毛上皮で、上皮層、基底膜、粘膜固有層からなり、星状細胞と粘液腺を含む。この毛様体機能、粘液の生成によって外界からの異物の侵入を防ぎ、感染から上顎洞を防御している（図1-3-11〜16）。

血管（図1-3-17）

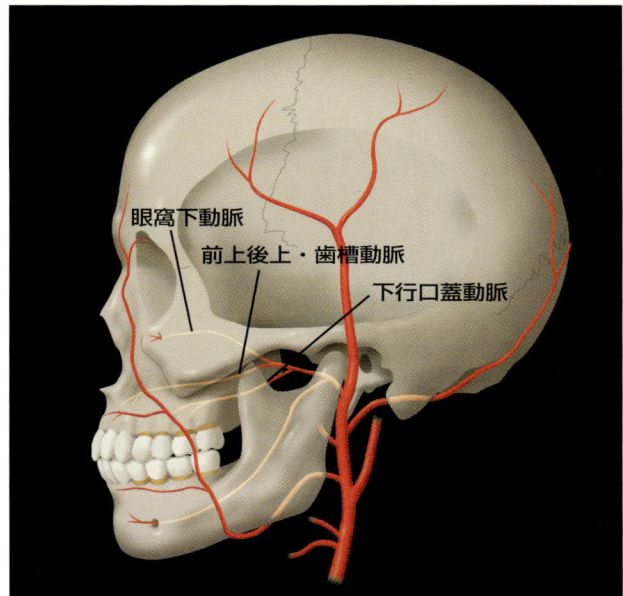

図1-3-17　顎顔面部を走行する動脈。顎動脈は外頸動脈の最大の分枝であり、翼口蓋窩で眼窩下動脈、後上歯槽動脈、下行口蓋動脈、翼突管動脈、蝶口蓋動脈などに分枝する。上顎洞外壁前方は、眼窩下動脈から分かれた前上歯槽動脈、外壁後方は後上歯槽動脈からの血管で占められる。

後上歯槽動脈から上顎洞底までの垂直的距離（図1-3-18、19）

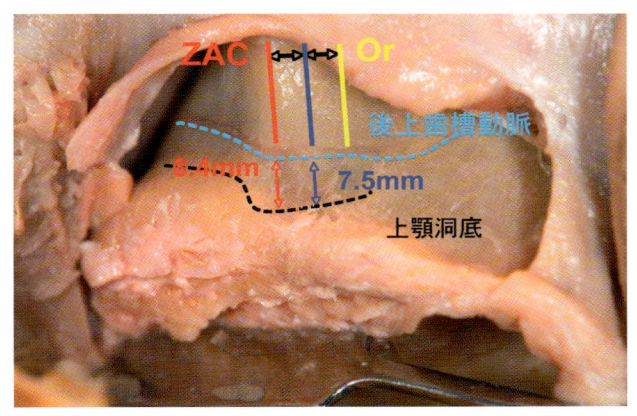

図1-3-18　後上歯槽動脈から上顎洞底までの垂直的距離は頬骨下稜線部（ZAC 赤ライン）で8.4mm、眼窩下孔（Or）と頬骨下稜（ZAC）との中間部（青ライン）で7.5mmである[5,6]。

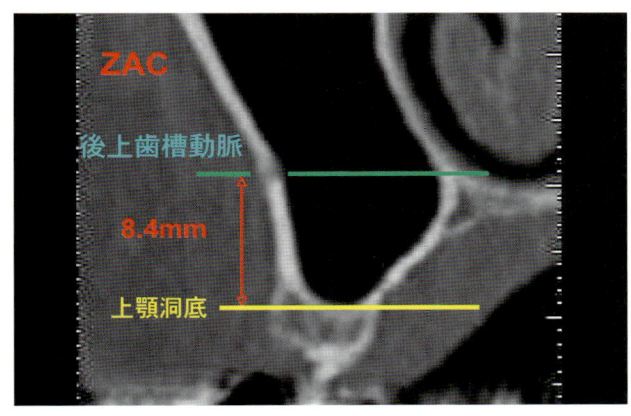

図1-3-19　頬骨下稜線部のCT画像。後上歯槽動脈から上顎洞底までの垂直的距離は8.4mmである。上顎洞底から8mm付近の骨溝形成には血管を損傷しないよう注意を要する。

4　血管（上歯槽動脈）

上歯槽動脈

　上歯槽動脈は上顎骨後壁の歯槽管より、上顎骨を突き抜け、上顎洞内に達し、上顎洞外壁内面を走行している。サイナスフロアエレベーションでは上顎洞外壁開窓および洞粘膜剥離挙上時に上歯槽動脈を損傷させる危険がある（図1-3-17）[5,6]。

　上顎洞の血管網は、歯槽骨に分布する血管網より密でない。サイナスフロアエレベーションの際、上顎洞側壁を露出したとき上顎洞に相当する側壁は血管網が粗なので、白みを帯びている。また、側壁の骨が薄い場合は、上顎洞内が薄く透けてみえる（図1-3-18、19）[6]。

参考文献

1. Tatum H Jr. Maxillary and sinus implant reconstructions. Dent Clin North Am. 1986;30(2):207-229.
2. Chanavaz M, Donazzan M, Ferri J, Tatum H, Francke JP, Fenart R. [Sinus augmentation. Statistical evaluation of 15 years of surgical experience(Manuel Chanavaz, 1979-1994)] Rev Stomatol Chir Maxillofac. 1995;96(4):267-273.
3. 高橋常男, 渡辺孝夫. 上顎洞&サイナスリフト 臨床家のための上顎洞と口腔の解剖学. インプラントジャーナル, 2001;7:9-28.
4. 高橋常男, 渡辺孝之. 上顎洞とサイナスリフト. インプラントジャーナル, 2003;16:7-42.
5. 渡辺昌孝, 山道信之. 上歯槽動脈分岐血管の診断－サイナスリフトを安全に行うために－. Quintessence Dental Implantology 2005;12(6):814-820.
6. 御手洗智, 阿部伸一, 井出吉信. 歯牙喪失に伴う後上歯槽動脈の形態変化に関する研究. インプラント学会誌 2000;13(3):531-543.

2章

鑑別診断

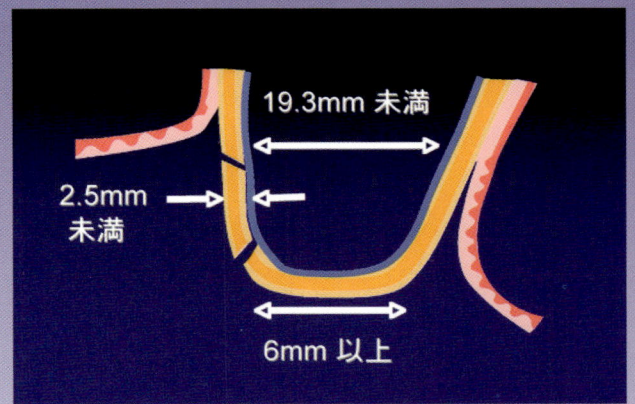
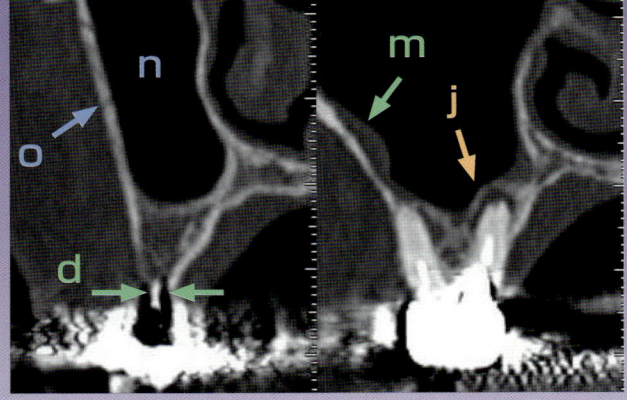

2章1
CT画像による上顎洞形態の分類およびアプローチ法

1 CT画像による上顎洞形態の分類

　CT画像で上顎洞を比較すると、sagittal（矢状断）画像からは上顎洞内壁の距離（近遠心距離）、欠損が原因による顎堤の吸収度合い（歯槽頂から上顎洞底までの距離）、隔壁の有無などの違いがわかる（分類1～分類8）。

　また、coronal（前頭断）画像からは上顎洞幅径、歯槽頂幅径、骨壁の厚さが診査できる（分類A～分類H）。これらの特徴をパターン化および分類することにより、標準化された情報によって診査・診断することが可能となる。

　本稿では、臼歯欠損（第一小臼歯から第三大臼歯）インプラントのためのサイナスフロアエレベーションを基準とし、上顎洞内壁の距離（平均31.6mm、1章3図4参照）を示している[1,2]が、少数歯欠損では欠損部位および両側1歯を含めた範囲を骨造成するため、上顎洞内壁の距離は欠損部位および両側1歯を含めた距離となる。上顎洞の形態からみるアプローチ法を示しているが、最終的には欠損歯数や開窓の位置によってアプローチ法は決定される。

2 アプローチ法

　サンドウィッチサイナスフロアエレベーションの術式の選択基準（表1-2-3）をもとに、歯槽頂から上顎洞底までの距離を測定し、インプラント埋入方法（同時法または段階法）を選択する。また、sagittal画像からは、上顎洞内壁の距離（骨造成範囲）を求め、ラテラルウォールからのアプローチをする際の開窓数を決定する。部分欠損であれば1 wall methodによるエレベーションが可能であり、広範囲におよぶ欠損や洞内壁の距離が31.6mm以上あるものであれば2 walls method あるいは3 walls methodが必要となる。さらに開窓部に隔壁があれば隔壁の両側を開窓しなければならないため、開窓数は増加する。

　coronal画像からは、trap door methodまたはwall off methodの選択をする。上顎洞幅径の距離が長い場合や骨壁が厚い場合はtrap door methodは選択できない。歯槽頂幅径が6mm未満の顎堤では、サイナスフロアエレベーションと同時に既存骨およびインプラント周囲骨の増大を目的としたGBR（Guided Bone Regeneration）が必要となる。

表2-1-1 山道・糸瀬のsagittal CT画像による上顎洞形態の分類

分類(型)		上顎洞内壁の近遠心的距離	上顎洞底-歯槽頂間距離	隔壁の有無	アプローチ法
1		31.6mm 未満	5mm 以上 9mm 未満	なし	同時法 1 wall method
2		31.6mm 未満	5mm 以上 9mm 未満	あり 5mm 未満 5mm 以上	同時法 1 wall method または 2 walls method
3		31.6mm 未満	2mm 以上 5mm 未満	なし	段階法 1 wall method
4		31.6mm 未満	2mm 以上 5mm 未満	あり 5mm 未満 5mm 以上	段階法 1 wall method または 2 walls method
5		31.6mm 以上	5mm 以上 9mm 未満	なし	同時法 2 walls method
6		31.6mm 以上	5mm 以上 9mm 未満	あり 5mm 未満 5mm 以上	同時法 2 walls method
7		31.6mm 以上	2mm 以上 5mm 未満	なし	段階法 2 walls method
8		31.6mm 以上	2mm 以上 5mm 未満	あり 5mm 未満 5mm 以上	段階法 2 walls method

2章　鑑別診断

表2-1-2　山道・糸瀬のcoronal CT画像による上顎洞形態の分類

分類(型)		上顎洞幅径	頬舌的歯槽頂部骨幅	側方開窓部骨壁の厚さ	アプローチ法
A		19.3mm 未満	6mm 以上	2.5mm 未満	trap door method または wall off method GBR なし
B		19.3mm 未満	6mm 以上	2.5mm 以上	wall off method GBR なし
C		19.3mm 未満	6mm 未満	2.5mm 未満	trap door method または wall off method GBR あり
D		19.3mm 未満	6mm 未満	2.5mm 以上	wall off method GBR あり
E		19.3mm 以上	6mm 以上	2.5mm 未満	wall off method GBR なし
F		19.3mm 以上	6mm 以上	2.5mm 以上	wall off method GBR なし
G		19.3mm 以上	6mm 未満	2.5mm 未満	wall off method GBR あり
H		19.3mm 以上	6mm 未満	2.5mm 以上	wall off method GBR あり

参考文献

1. 高橋常男，渡辺孝夫．上顎洞＆サイナスリフト　臨床家のための上顎洞と口腔の解剖学．インプラントジャーナル　2001；7：9-28.
2. 高橋常男，渡辺孝之．上顎洞とサイナスリフト．インプラントジャーナル　2003；16：7-42.

2章2

症例の難易度別分類

1 適応および非適応症例の分類

サイナスフロアエレベーションの適応・非適応の判断には、X線画像による硬・軟組織の診査が重要となる。デンタルおよびパノラマX線写真は二次元画像、CT画像は三次元画像に分類される。三次元画像であるCT画像は、上顎洞を立体的に診査することが可能であり、サイナスフロアエレベーションを行うにあたりCT画像による三次元的診査・診断が不可欠である。

表2-2-1では、CT画像による診査項目とそれに対して症例を難易度Ⅰ、Ⅱ、Ⅲ、非適応に分類する。術前に上顎洞の形態（2章1）と症例の難易度を把握し、確実な治療計画を立てることは、予知性の高いサイナスフロアエレベーションを成功させるための重要なステップである。

本稿では、臼歯部欠損（第一小臼歯から第三大臼歯）インプラントのためのサイナスフロアエレベーションを前提として、上顎洞内壁（挙上範囲）の近遠心的距離（平均31.6mm、最小値26.5mm、最大値36.5mm：1章3参照）を基準とした難易度判定を行っているが、少数歯欠損では欠損部位および両側1歯を含めた範囲を骨造成するため、上顎洞内壁（挙上範囲）の近遠心的距離は、欠損部位および両側1歯を含めた範囲を測定し、難易度判定を行う。また、上顎洞幅径は頬骨下稜線部の25mm平面上で測定する。しかし、小臼歯欠損などで頬骨下稜線部の骨壁を開窓しない場合は、開窓部中心の骨壁上縁から2mm上方で上顎洞幅径を測定する（図2-2-1a、1b）。

2 診査項目

CT（sagittal、coronal）画像で、硬組織はa～lの12項目、軟組織はm～oの3項目を診査し、その項目ごとに難易度をⅠ、Ⅱ、Ⅲそして非適応に分類する。

その中でも特に**g：上顎洞内隔壁の高さ、m：上顎洞粘膜の肥厚、o：側方開窓部骨壁の血管**、では厳密な診査が求められ、総合的な難易度判定の重要な診査項目に位置づけられる。

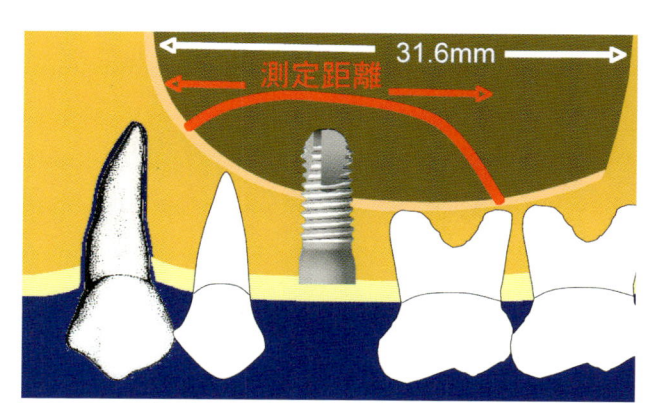

図2-2-1a　上顎洞内壁（挙上範囲）の近遠心的距離。

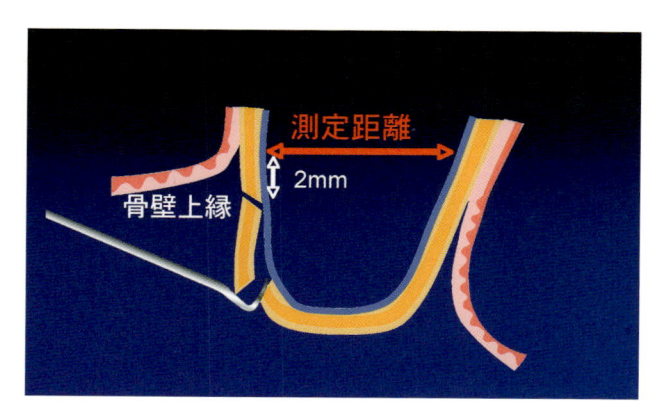

図2-2-1b　上顎洞幅径の測定位置。

2章 鑑別診断

表2-2-1 山道・糸瀬のX線診査による難易度別分類

診査部位	分類記号	診査項目	難易度Ⅰ	難易度Ⅱ	難易度Ⅲ	非適応
硬組織	a	歯槽頂線	明瞭	不明瞭	複雑	歯槽頂線と上顎洞底線の交通
	b	上顎洞底線	明瞭	不明瞭	複雑	歯槽頂線と上顎洞底線の交通または凹凸が顕著である
	c	上顎洞底‐歯槽頂間距離	5mm以上 9mm未満	3mm以上 5mm未満	2mm以上 3mm未満	2mm未満
	d	頰舌的歯槽頂部骨幅	6mm以上	3mm以上 6mm未満	2mm以上 3mm未満	
	e	上顎洞内壁（挙上範囲）の近遠心的距離	26.5mm以上 29.5mm未満	29.5mm以上 32.5mm未満（平均31.6mm）	32.5mm以上 35.5mm未満	
	f	上顎洞幅径	14.5mm以上 17.5mm未満	17.5mm以上 21.5mm未満（平均19.3mm）	21.5mm以上 36.5mm未満	
	g	上顎洞内隔壁の高さ	なし	前頭方向5mm未満	前頭方向5mm以上または複数の隔壁がある	矢状方向に存在
	h	側方開窓部骨壁の厚さ	1mm以上 2.5mm未満	1mm未満	2.5mm以上	側方開窓部に骨が存在しない
	i	歯槽骨内病変	なし	不良肉芽の存在	嚢胞	上顎洞と交通
	j	隣在歯根尖病変	なし	上顎洞底から2mm以上	上顎洞底から2mm未満	上顎洞と交通
	k	隣在歯根尖位置	問題なし	上顎洞内に突出2mm未満	上顎洞内に突出2mm以上3mm未満	上顎洞内に3mm以上突出
	l	CT値	D2	D3	D4	D5
軟組織	m	上顎洞粘膜の肥厚	なし	3mm未満	3mm以上 8mm未満	上顎洞内の1/3～1/2以上
	n	上顎洞内病変	なし			あり
	o	側方開窓部骨壁の血管	なし	直径2mm未満	直径2mm以上3mm未満	直径3mm以上の血管が骨壁内を走行

CT画像診査(適応)

図2-2-2①～⑥ 適応症例の診査。a：歯槽頂線。b：上顎洞底線。c：上顎洞底-歯槽頂間距離。d：頬舌的歯槽頂部骨幅。e：上顎洞内壁(挙上範囲)の近遠心的距離。f：上顎洞幅径。g：上顎洞内隔壁の高さ。h：側方開窓部骨壁の厚さ。i：歯槽骨内病変。j：隣在歯根尖病変。k：隣在歯根尖位置。l：CT値。m：上顎洞粘膜の肥厚。n：上顎洞内病変。o：側方開窓部骨壁の血管。

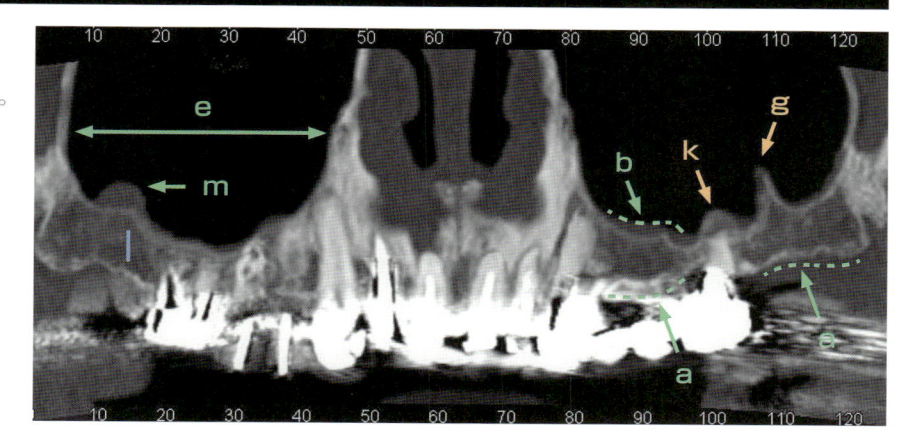

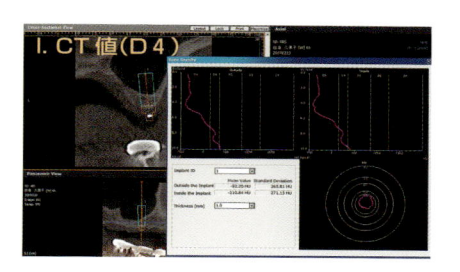

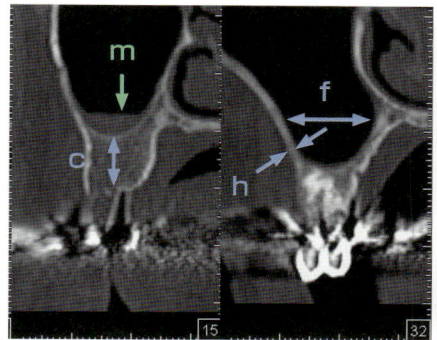

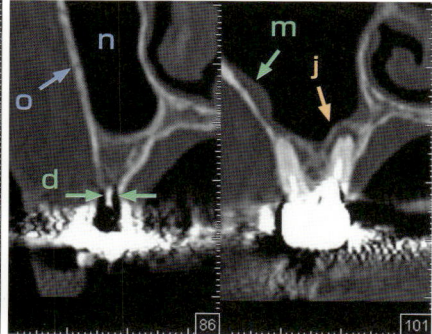

CT画像診査(非適応)

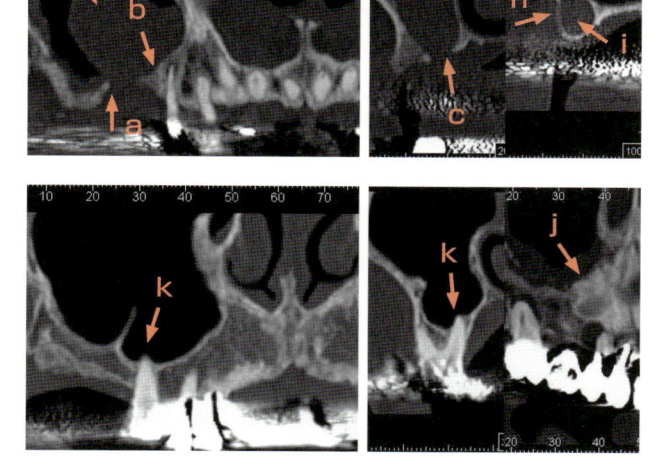

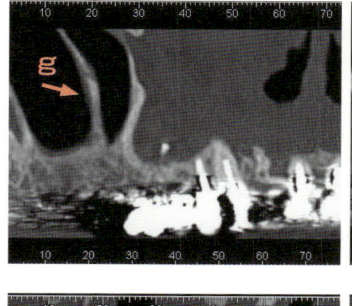

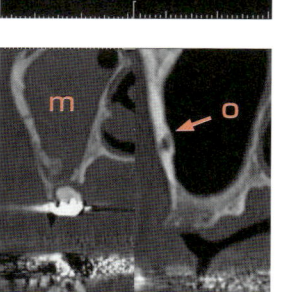

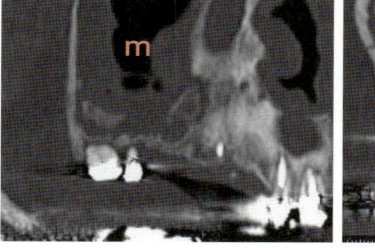

図2-2-3①～⑫ 非適応症例の診査。a：歯槽頂線(歯槽頂線と上顎洞底線の交通)。b：上顎洞底線(歯槽頂線と上顎洞底線の交通。凹凸が顕著である)。c：上顎洞底-歯槽頂間距離(2mm未満)。g：上顎洞内隔壁の高さ(矢状方向に存在)。h：側方開窓部骨壁の厚さ(側方開窓部に骨が存在しない)。i：歯槽骨内病変(上顎洞と交通)。j：隣在歯根尖病変(上顎洞と交通)。k：隣在歯根尖の位置(上顎洞内に3mm以上突出)。l：CT値(D5)。m：上顎洞粘膜の肥厚(上顎洞内の1/3～1/2以上)。n：上顎洞内病変(あり)。o：側方開窓部骨壁の血管(直径3mm以上の血管が骨壁内を走行)。

診査項目 a 歯槽頂線

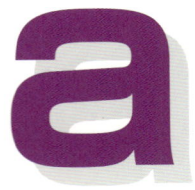

　歯槽頂線の形態が複雑な顎堤のX線画像では、不透過像が散在する。原因として根尖病変、抜歯窩の治癒不全が考えられる。歯槽頂線が不明瞭な部位には軟組織が介在しているため、徹底した軟組織の掻爬および骨移植材料の補填、さらに骨欠損が広範囲の場合はメンブレンを使用したGBRが必要となる。

　歯槽骨の吸収が顕著で、上顎洞粘膜と口腔粘膜との間に歯槽骨が介在しない場合は、上顎洞粘膜の剝離が困難となり、誤って穿孔する可能性が高いため非適応となる。

難易度Ⅰ

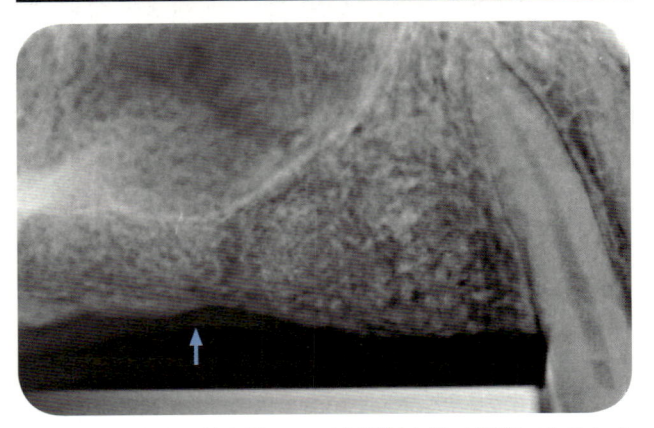

図2-2-a ①　歯槽頂線（↑）および上顎洞底線は明瞭であるため、通常の術式で処置可能である。

難易度Ⅱ

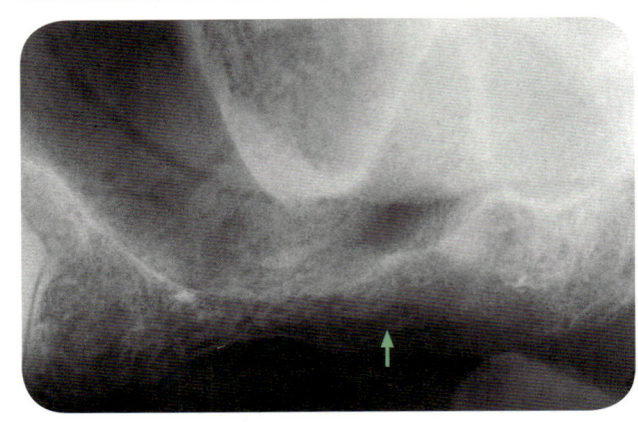

図2-2-a ②　抜歯4ヵ月後の抜歯窩は治癒しているようにみえるが、歯槽頂線は一部不明瞭な部位（↑）があるため、軟組織の掻爬および骨移植材料の補填が必要となる。

難易度Ⅲ

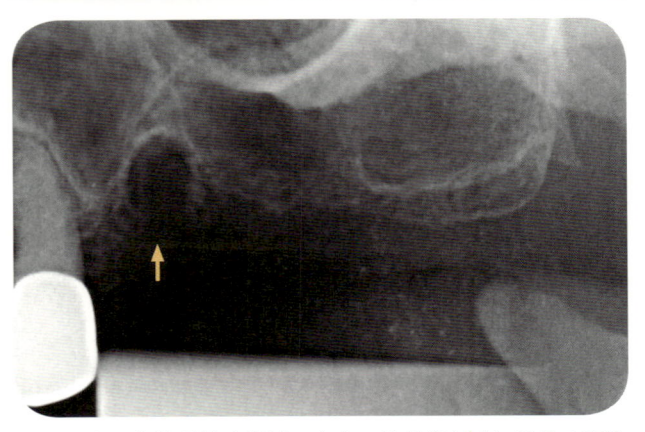

図2-2-a ③　歯槽頂線は複雑である。抜歯窩（↑）には骨の再生がなく、軟組織が介在している透過像が観察される。そのため、不明瞭部の軟組織の掻爬とGBRが必要となる。

非適応

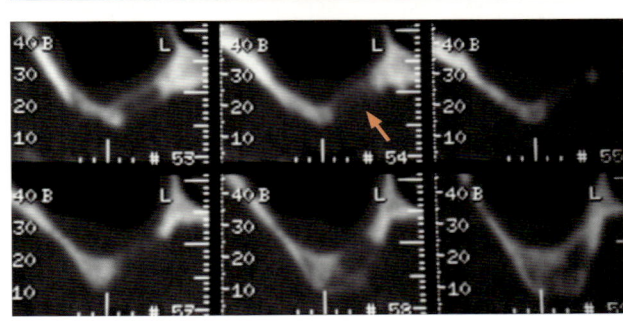

図2-2-a ④　根尖病変によって口蓋根周囲の歯槽骨が著しく吸収し（↑）、上顎洞粘膜と歯槽粘膜が癒合しているため非適応となる。特に、切開部では歯槽骨が存在しないと術後に裂開を起こし感染の原因となる。

診査項目 b　上顎洞底線

　上顎洞底線が複雑であると、上顎洞粘膜の剝離は困難となる。上顎洞内に石灰化した組織が存在することがある。このような場合は、通常の方法での剝離では穿孔しやすい。

難易度Ⅰ

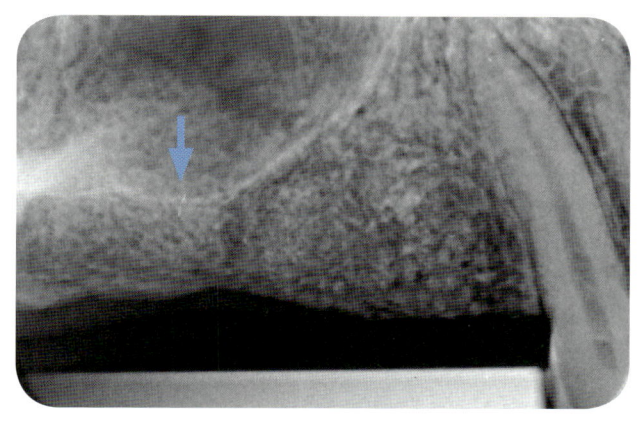

図2-2-b①　歯槽頂線(↓)および上顎洞底線は明瞭であるため、通常の術式で処置可能である。

難易度Ⅱ

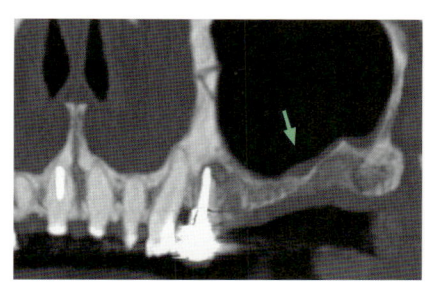

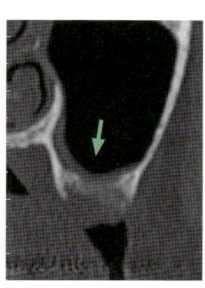

図2-2-b②1、2　CT画像より上顎洞底線は不明瞭であるため(↓)、上顎洞粘膜剝離時に洞粘膜を穿孔させる危険がある。上顎洞粘膜の剝離には注意が必要である。

難易度Ⅲ

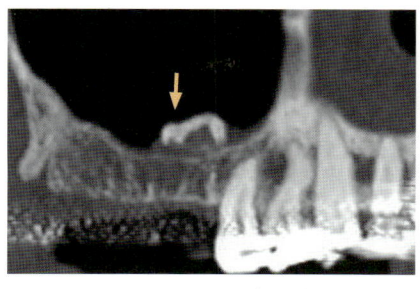

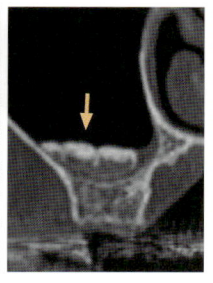

図2-2-b③1、2　上顎洞内に複雑な形態をした石灰化物が確認でき、上顎洞底線は複雑である(↓)。開窓溝の設計に注意しなければならない。

非適応

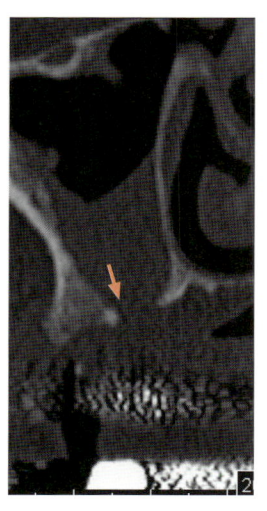

図2-2-b④　歯槽骨が吸収し、上顎洞粘膜と歯槽粘膜が交通しているものは上顎洞粘膜の剝離ができない(↓)。

2章　鑑別診断

診査項目 C 上顎洞底－歯槽頂間距離

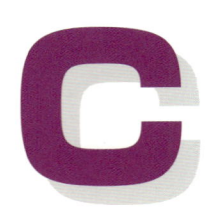

　1章2で詳しく述べているが、本稿ではφ4.2×12mmのフィクスチャーを埋入する場合の術式の選択基準を示す。歯槽骨が存在しなければ、上顎洞粘膜と歯槽粘膜が交通しているため非適応となる。残存する歯槽骨の厚さによって開窓の位置、上顎洞底の挙上量が決定するので、必ず術前にCT画像で確認しなければならない。

　また、上顎洞底から歯槽骨頂までの距離が5～9mmある難易度I症例で同時法が適応となるような場合でも、抜歯後4～6ヵ月以内で抜歯窩の直径よりフィクスチャーの直径が小さい時には、抜歯窩の硬組織の緻密化が完全でないために初期固定が得られず、オッセオインテグレーションの獲得が困難であり、同時法では上顎洞内にフィクスチャーを迷入させる危険性がある。そのため、術前のX線画像診査、注射針によるボーンサウンディングが重要となり、フィクスチャーの初期固定が得られそうにない場合は、同時法でなく段階法を選択しなければならない。

難易度 I

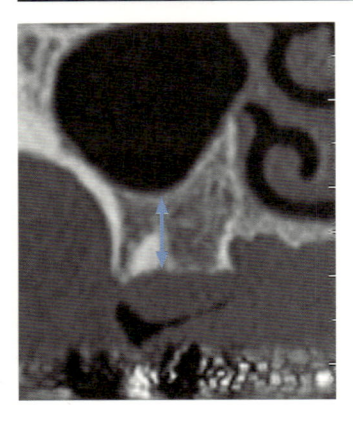

図2-2-c① 上顎洞底から歯槽頂までの距離は8mmである（↕）。インプラント埋入部位に小さな残根があるが、同時法でのインプラント埋入が可能である。

難易度 II

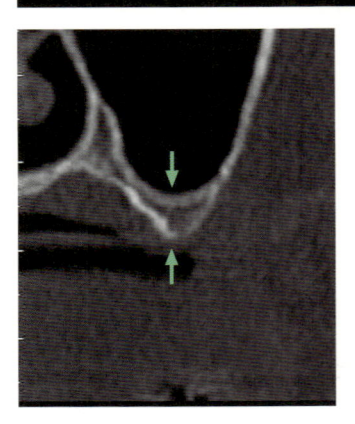

図2-2-c② 歯槽骨は3～5mmしか残存していないため（↕）、段階法でのアプローチとなる。

難易度 III

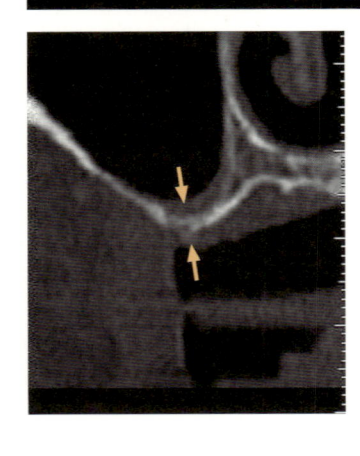

図2-2-c③ 歯槽骨は3mm未満しか残存しておらず（↕）、上顎洞粘膜は肥厚しているため、段階法でのアプローチとなる。

非適応

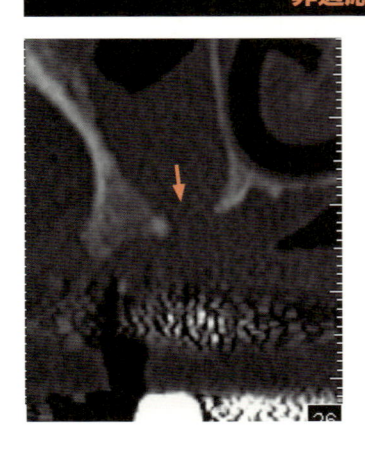

図2-2-c④ 上顎洞底から歯槽頂までの距離が2mm以下では非適応である。特に上顎粘膜と歯槽頂粘膜とが交通しているものは禁忌である（↓）。

診査項目 d 頬舌的歯槽頂部骨幅

　水平的骨量が不足している場合は、歯槽堤増大が必要となる。骨の吸収を防ぐためには、フィクスチャーの外側に最低1mmの骨が必要であるため、直径約4mmのフィクスチャーを埋入するならば骨幅は最低6mmなければならない（理想は8mm）。骨幅が6mm未満で骨造成が必要なときはGBRを併用し、垂直的な骨量を診査したうえで術式（同時法または段階法）を選択する[1〜3]。また、ブラキシズム[4]などのパラファンクションを持つ患者には、骨吸収に対抗するGBRとプロビジョナルレストレーションを用いた緻密骨への誘導が必要となる。

難易度 I

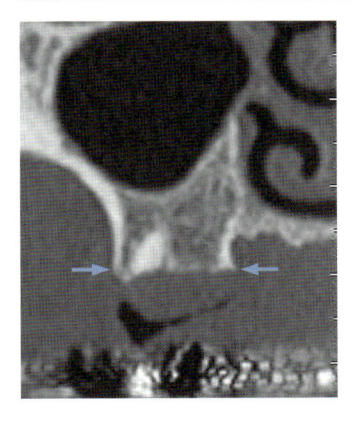

図2-2-d① 歯槽頂部骨幅は6mm以上（↔）。GBRの必要はなく同時法が可能である。

難易度 II

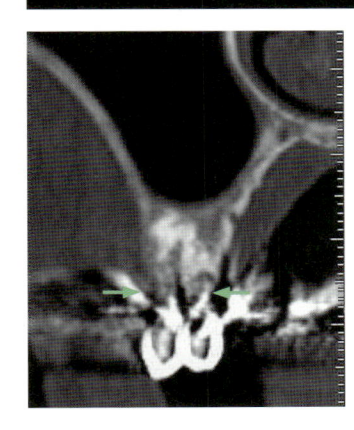

図2-2-d② 歯槽頂部骨幅は5mmであり（↔）、GBRが必要である。上顎洞底までの距離が5〜9mmあれば同時法によるインプラント埋入が可能である。

難易度 III

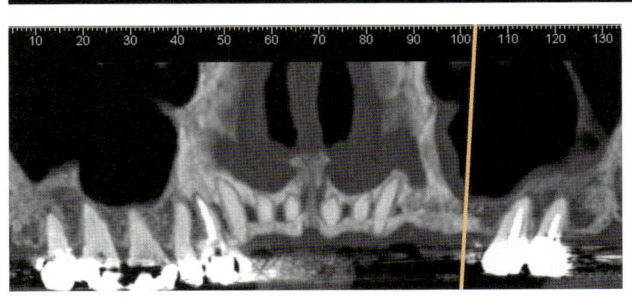

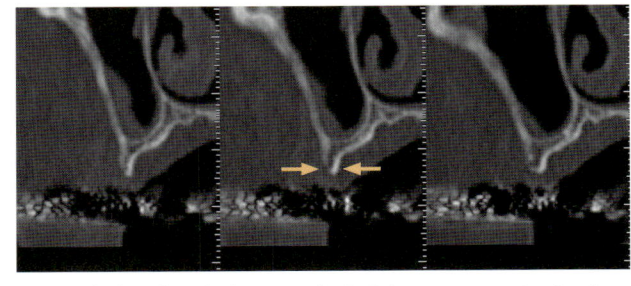

図2-2-d③、④ 歯槽骨の頬舌的骨吸収が確認できる。歯槽頂部骨幅は2mm程度である（↔）。GBRとサイナスフロアエレベーションを同時に行い、免荷治癒期間をおいてインプラントを埋入する。

2章　鑑別診断

診査項目 e 上顎洞内壁の近遠心的距離

上顎洞の前後距離である。この距離が長いと1ヵ所の開窓では、術野の確保および器具の操作に支障をきたし、上顎洞粘膜の剥離挙上が困難となり、2～3ヵ所の開窓が必要となる。歯槽頂から25mm高位での上顎洞内壁（挙上範囲）の近遠心的距離の平均値である31.6mmを基準に難易度を決定している。

難易度 I

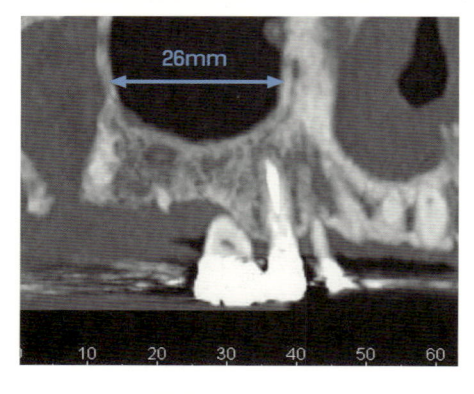

図 2-2-e ①　難易度 I は1 wall method（1ヵ所の開窓）で上顎洞粘膜の近遠心的剥離が可能となる。

難易度 II

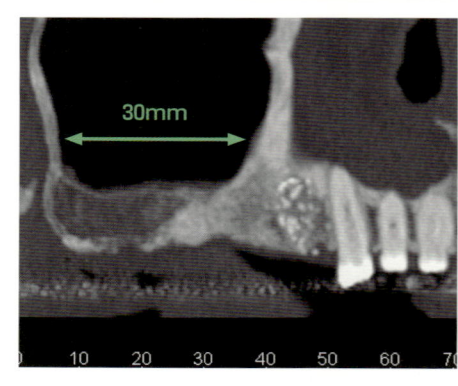

図 2-2-e ②　難易度 II は1または2 walls method で上顎洞粘膜の近遠心的剥離が可能となるが、1 wall method で対応する場合は開窓部骨溝形成の設計を近遠心的に広くする。

難易度 III

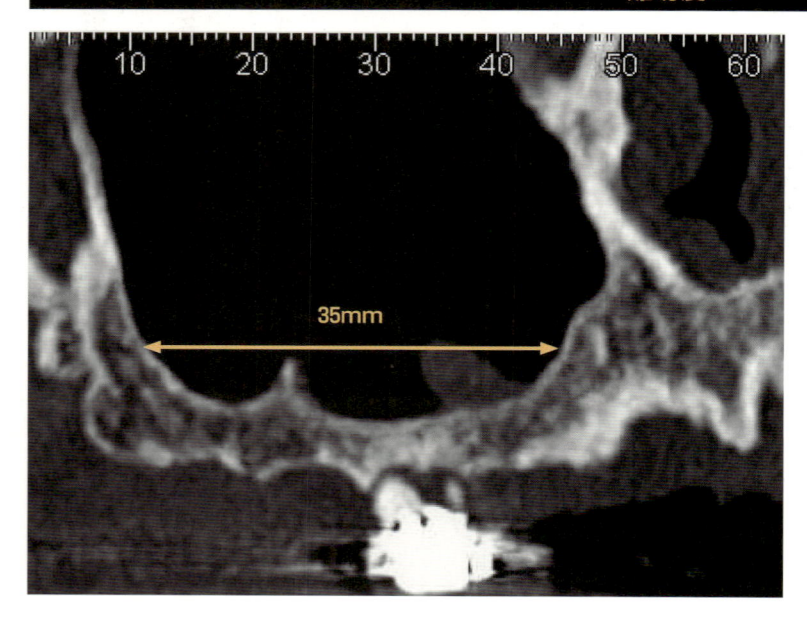

図2-2-e ③　上顎洞内壁の距離が35mmであり、2 walls method（2ヵ所開窓）または3 walls method（3ヵ所開窓）を選択しなければならない。通常はZACラインを中心に2ヵ所の開窓を行う。

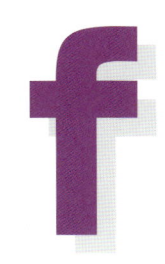

診査項目 f　上顎洞幅径

　上顎洞幅径とは、頰側骨壁から鼻腔側骨壁までの距離である。個人によって、または上顎洞挙上部位によっても差が生じる。この距離が長いと開窓部骨壁を上顎洞内に倒し込む trap door method は、骨壁が埋入されたフィクスチャー先端に接触することが困難になるため選択できない。また、短すぎると倒し込むこともできなくなるため wall off method を選択する。頰骨下稜線部で歯槽頂より25mm高位における上顎洞幅径の平均値である19.3mmを基準として難易度を決定している。

　また、上顎洞幅径によって開窓部の設計、上顎洞挙上量、必要となる骨移植材料、骨熟成までの待機時間が異なってくるので、術前にCTで必ず確認しておかなければならない。補塡した骨は既存骨に接する部位から新生骨に置き換わってくるため、鼻腔側までの距離が長いと中心の骨の新生に時間を要することとなる。

難易度Ⅰ　16mm

難易度Ⅱ　19.3mm

難易度Ⅲ　22mm

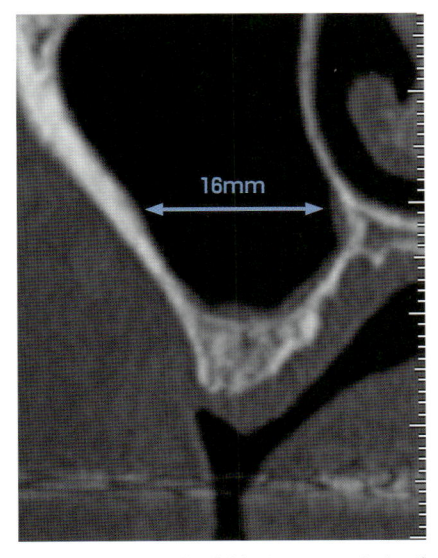

図2-2-f ①　上顎洞幅径が16mm ならば難易度Ⅰであり（↔）、側方からアプローチする場合、鼻腔側の剝離と確認が容易である。trap door method または wall off method のどちらかを選択する。

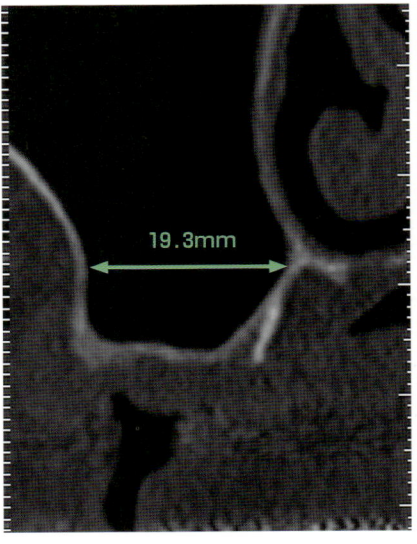

図2-2-f ②　頰骨下稜線（ZACライン）部の上顎洞幅径は19.3mmであった（↔平均値と同じ）。上顎洞幅径が大きいと wall off method が適応となる。

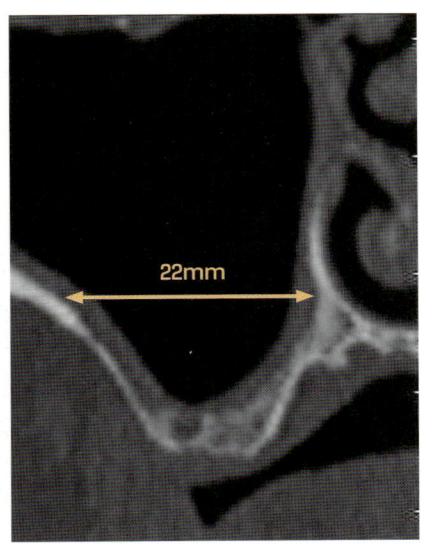

図2-2-f ③　無歯顎などで歯槽骨の吸収が進んでいる症例では、開窓部の位置が上方に設計されるために開窓部の上顎洞幅径は長くなり、鼻腔側の剝離が困難となる（↔）。wall off method が適応となる。

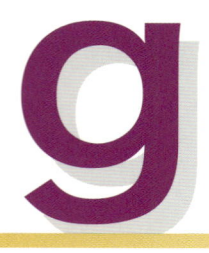

診査項目 g 上顎洞内隔壁の高さ

　上顎洞内の隔壁は、約30％の確率で存在する[5]。上顎洞内は、単胞性または多胞性の構造を持ち、多胞性の場合は開窓部の設計が重要となる。著者らは、開窓部に大きな隔壁が存在する場合、隔壁の両側を開窓して基底部両方より徐々に洞粘膜を剥離し、頂点まで進めていく2 walls off methodをとることが多い。

　隔壁は上顎洞内を前頭方向（頬側から鼻腔側方向）にも矢状方向（前後方向）にも存在する。

難易度Ⅰ

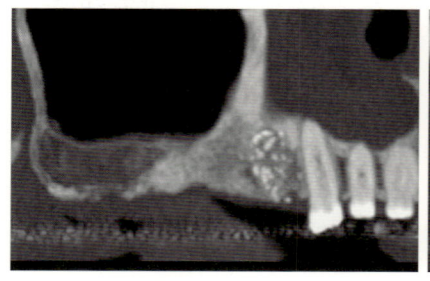

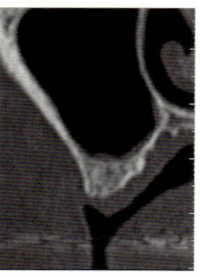

図2-2-g ①　CT画像（sagittal、coronal）より隔壁は認められないため、通常の術式で処置可能である。

難易度Ⅱ

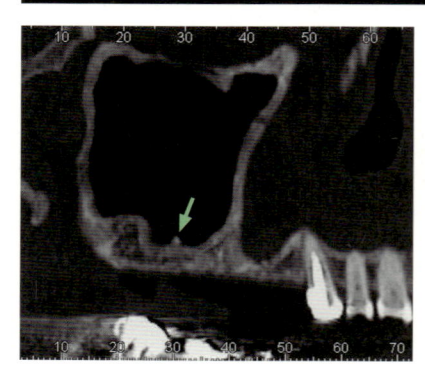

図2-2-g ②　sagittal CT画像。上顎洞底から5mm未満の隔壁が存在する（↓）。隔壁先端部は薄くCT画像での判別が困難な場合もある。

難易度Ⅲ

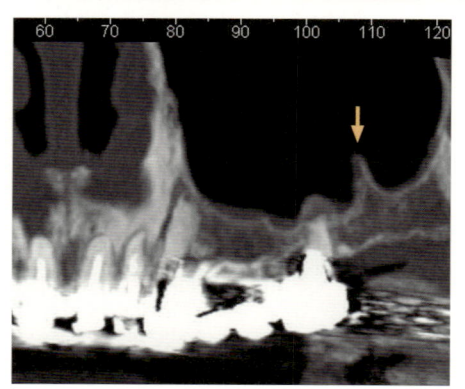

図2-2-g ③　sagittal CT画像より上顎洞底部から隔壁が伸びているのがわかる。上顎洞底部の幅5mm先端部の幅1mm高さ8mmである（↓）。

非適応

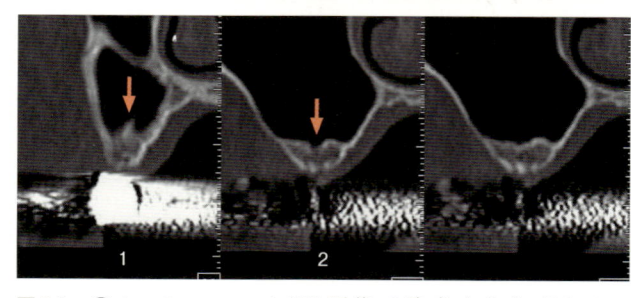

図2-2-g ④1、2　coronal CT画像で診査すると高さ4～5mmの隔壁が矢状方向に走行している（↓）。頬側開窓部からの上顎洞粘膜の剥離挙上は隔壁の頬側部は可能であるが、口蓋側は剥離不可能である。また、凹窩（↓）があり複雑な形態をしている上顎洞底では剥離時に上顎洞粘膜の穿孔を起こすため非適応となる。

診査項目 h 側方開窓部骨壁の厚さ

　No.699のフィッシャーバーを用いての頬側からの骨溝形成は、骨壁の厚さが1〜2.5mmの場合に適し、上顎洞粘膜を穿孔させにくい。側方開窓部周囲の骨壁の厚みが1mm以下になると骨溝形成に注意を要する。また、骨壁の剥離が困難になるためtrap door methodを選択する。2.5mm以上ある厚い骨壁は、骨溝形成時に上顎洞粘膜との境界が不明瞭となり上顎洞粘膜を穿孔しやすく、段階的な骨溝形成と骨壁の剥離を繰り返す。側方開窓部に骨が存在せず、上顎洞粘膜と口腔粘膜が癒合している場合は、上顎洞粘膜の剥離が不可能となる。

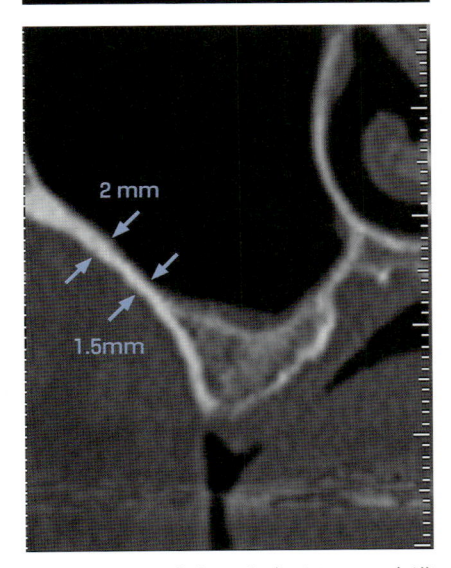

図2-2-h① 開窓部の上方は2.5mm未満で下方は1.5mmであるため(↗)、trap door methodまたはwall off methodのどちらでも選択可能である。

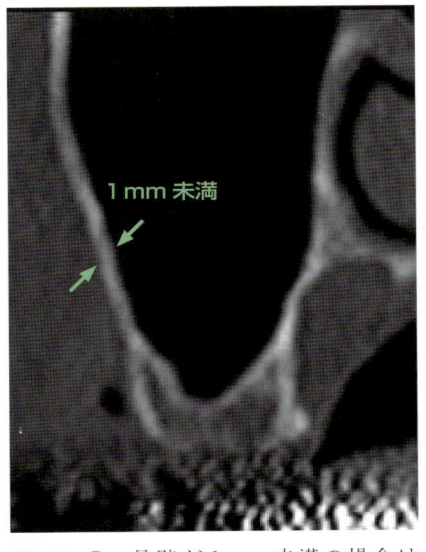

図2-2-h② 骨壁が1mm未満の場合は(↗)上顎洞粘膜から剥離された骨壁を開窓部に戻しても安定せず、腐骨化しやすい。trap door methodの適応となり、開窓部骨壁を上顎洞粘膜と共に挙上する。

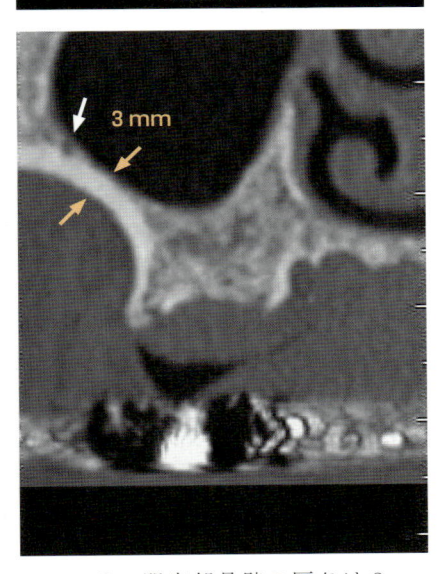

図2-2-h③ 開窓部骨壁の厚さは3mmである(↗)。さらに後上歯槽動脈の存在が確認できる(↓)。骨溝形成時に上顎洞粘膜を穿孔する可能性が高いため、骨溝形成と骨壁の剥離は段階的に慎重に行わなければならない。

2章　鑑別診断

診査項目 i　歯槽骨内病変

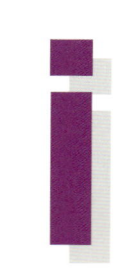

　歯槽骨内に不良肉芽や囊胞などの病変が存在する場合は、不良肉芽と囊胞を除去し、病変と接する骨面をラウンドバーやレーザーを用いて搔爬する。病変が上顎洞と交通していると非適応となる。

難易度 I

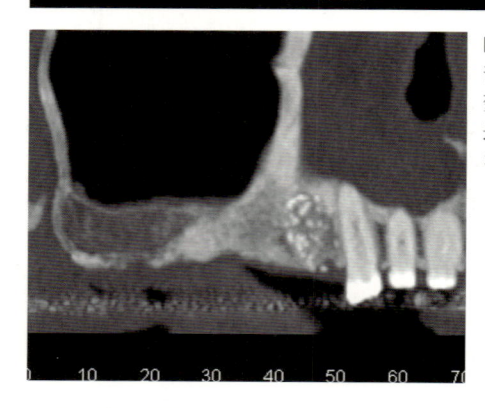

図2-2-i ①　欠損部歯槽骨内に病変と思われる透過像は認められない。

難易度 II

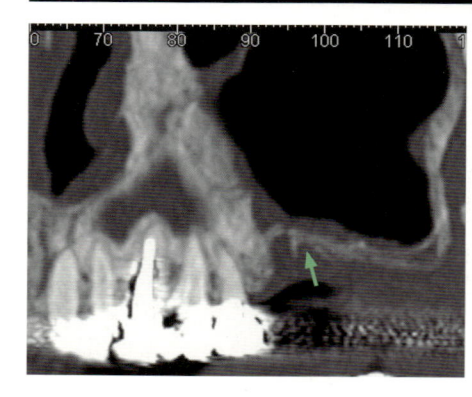

図2-2-i ②　歯槽頂部に4mm未満の不良肉芽が認められる（↑）。不良肉芽の除去と搔爬後GBRが有効である。

難易度 III

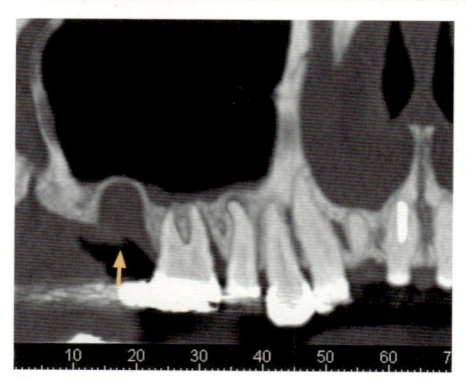

図2-2-i ③　顎骨内に4mm以上の不良肉芽が認められる（↑）。不良肉芽の除去と共にインプラントのための骨移植とGBRが必要である。

非適応

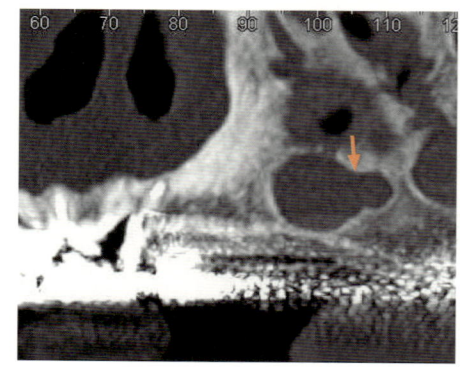

図2-2-i ④　歯槽骨内に透過像がみられる。透過像は鼻腔側粘膜と交通している（↓）。このような状態では軟組織を挙上することは不可能である。

46　2章　鑑別診断

診査項目 j 隣在歯根尖病変

　上顎洞挙上部の隣在歯に根尖病変が存在する場合は、病変と上顎洞粘膜との位置関係をCT画像で診査する。隣在歯の根尖病変は術前に治療する必要がある。上顎洞と交通していて治癒が期待できない環境下では、剝離・挙上後に急性の炎症を惹起するので非適応となる。

難易度Ⅰ

図2-2-j ①　隣在歯の根尖周囲に病変は認められない（↓）ため、通常の術式で隣在歯の上顎洞底部粘膜の剝離が可能である。

難易度Ⅱ

図2-2-j ②　根尖に病変がみられる（↓）。上顎洞底まで2mm以上距離があるが、術前の根管治療は必要である。

難易度Ⅲ

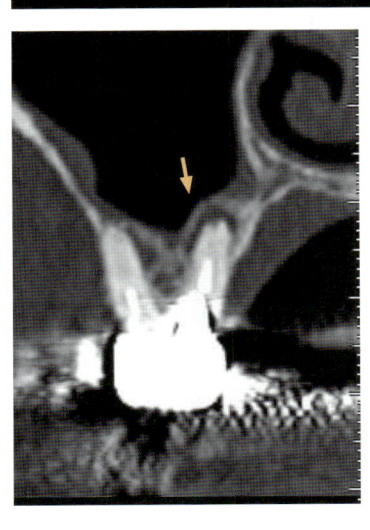

図2-2-j ③　根尖病変の存在が確認できる（↓）。上顎洞までの距離は2mm未満である。術前の根管治療が必要である。

非適応

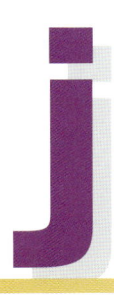

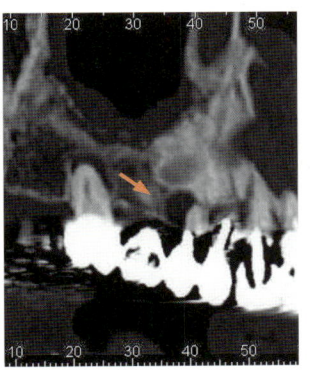

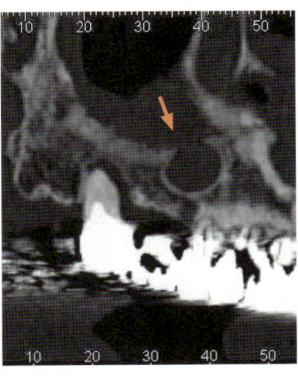

図2-2-j ④ 1、2　第二小臼歯の根尖病変が一部上顎洞粘膜と交通し（↓）、慢性の上顎洞炎の要因となっているため非適応となる。

診査項目 k 隣在歯根尖位置

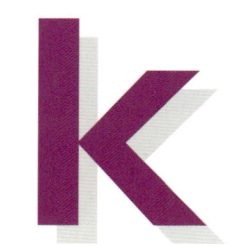

　X線写真において、隣在歯の根尖が上顎洞底に突出しているのが観察されることがある。原因としては、解剖学的に根尖が突出しているもの、根尖病変による歯槽骨吸収、抜歯による両隣在歯の上顎洞底からの歯槽骨吸収が考えられる。

　上顎洞粘膜と歯根膜の間に歯槽骨が介在していれば、上顎洞粘膜の剥離は可能となるが、歯槽骨が介在していなければ剥離は困難となる。また、根尖が1/3以上突出している場合は全周に渡る剥離は難しく、挙上側のみの剥離となる。

難易度Ⅰ

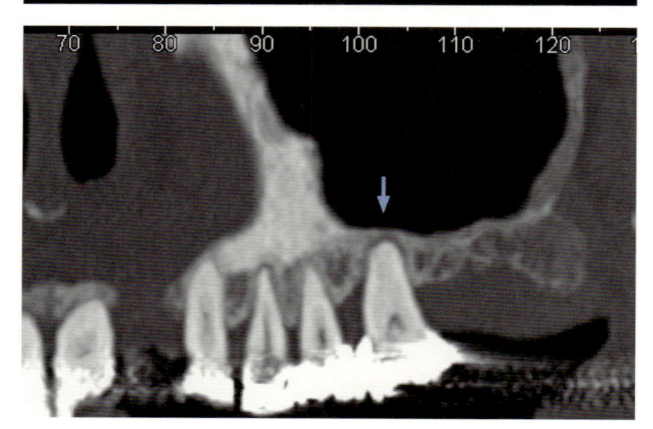

図2-2-k ①　上顎洞内に根尖の突出は認められない（↓）。通常の術式で剥離可能である。

難易度Ⅱ

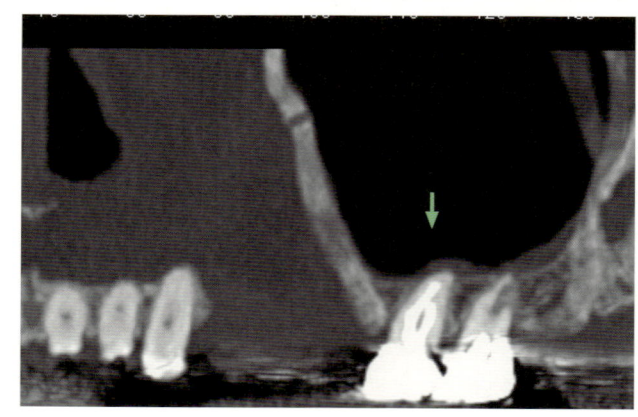

図2-2-k ②　上顎洞内に2mm未満の根尖の突出がみられる（↓）。根尖部の歯槽骨を確認しながら上顎洞粘膜の剥離を行う。

難易度Ⅲ

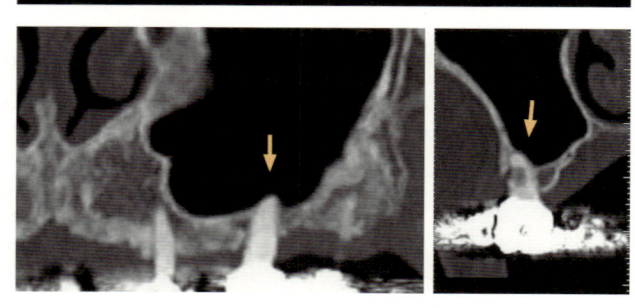

図2-2-k ③1、2　CT（sagittal、coronal）画像より隣在歯が上顎洞内に2mm程度突出しているのがわかる（↓）。根尖の歯根膜と上顎洞粘膜が癒合している場合は手術を中止しなければならない。

非適応

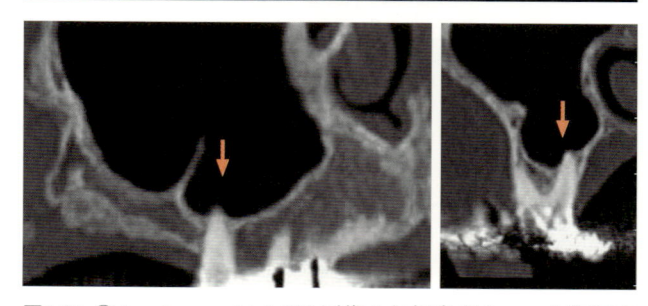

図2-2-k ④1、2　sagittal CT画像より根尖が3mm上顎洞内に突出しているのがわかる（↓）。coronal CT画像より口蓋根が突出しているのが観察される。根尖が突出しているため周囲の剥離が困難で、穿孔の危険を伴うため非適応となる。

診査項目 I　CT値

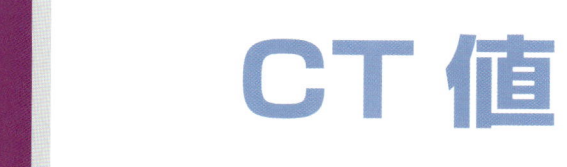

　CT値は、一般的に−1,000から＋1,000までの範囲がある。空気を−1,000、水を0、として基準化し、相対的に設定されている。単位としてH.U.(Hounsfield Unit)を用いる。

　CT画像上で埋入するインプラントサイズと方向をシミュレーションし、インプラント周囲のCT値による骨密度を計測することができる。

　この骨密度より診査・診断を行い、難易度を判定する[6]。

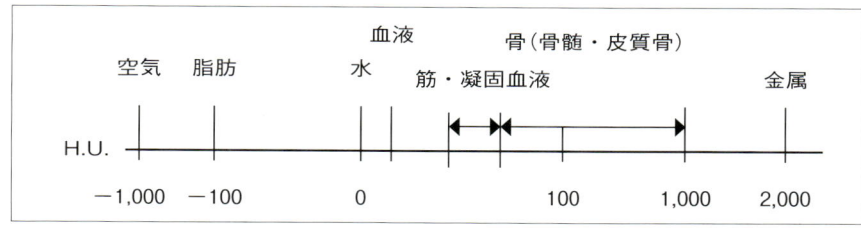

図2-2-I①　臓器別のおおよそのCT値。

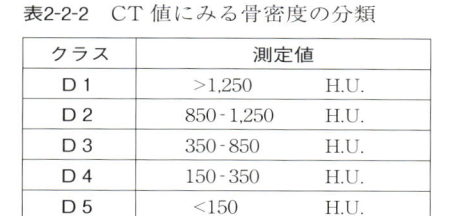

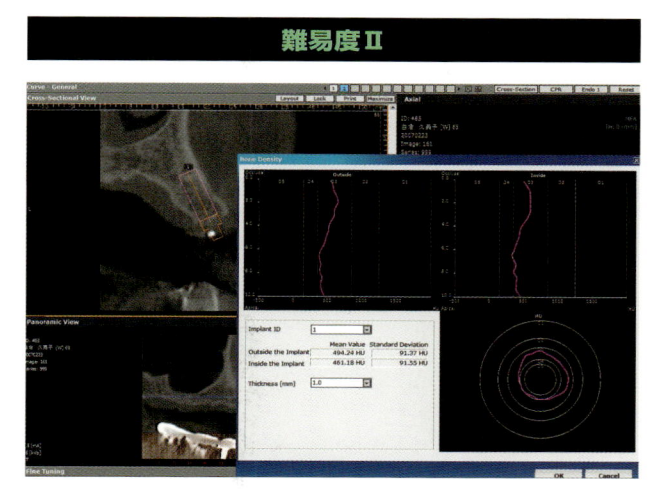

表2-2-2　CT値にみる骨密度の分類

クラス	測定値	
D1	>1,250	H.U.
D2	850-1,250	H.U.
D3	350-850	H.U.
D4	150-350	H.U.
D5	<150	H.U.

図2-2-I②　4̲骨密度はD3で、難易度Ⅱである。

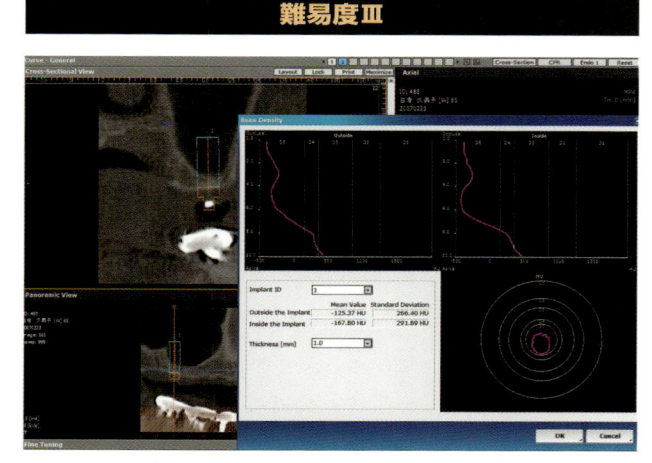

図2-2-I③　7̲歯槽頂の一部がD3、上顎洞底部はD4であり難易度はⅢとなる。インプラントの初期固定が困難となるため、段階法によるアプローチが必要となる。

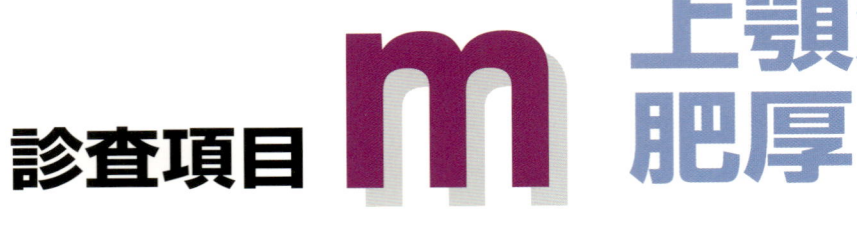

診査項目 m 上顎洞粘膜の肥厚

上顎洞粘膜は、外部的要因(細菌感染、ウィルス感染、アレルギー)による炎症、または歯や歯周組織の炎症が上顎洞粘膜に波及し慢性化すると、肥厚した組織像を呈する。異常上顎洞粘膜のタイプは、肥厚型、嚢胞型、充満型に分けられる(表2-2-3)が、洞内の1/3～1/2以上を占めるとサイナスフロアエレベーションは非適応となる。上顎洞粘膜が肥厚している場合は、X線画像上粘膜が厚く描写されるため剝離挙上時(サイナスフロアエレベーション)の上顎洞粘膜の裂開が起こりにくいと思われるが、感染による炎症が慢性化して肥厚した状態であるため、洞底部からの刺激によって上顎洞粘膜の術後感染を誘発しやすい[7]。上顎洞粘膜の診断は、X線画像による診査のみでは決定できず、骨壁開窓後の視診・触診が重要であり、炎症が波及している時は挙上前の対処が必要である。

表2-2-3 異常上顎洞粘膜の分類

タイプ	内　容
肥厚型	上顎洞壁全周あるいは部分的に上顎洞粘膜が厚くなっているケース
嚢胞型	上顎洞粘膜が一部でも球状形態を呈しているケース
充満型	上顎洞内全体が無構造で不透過像になっているケース

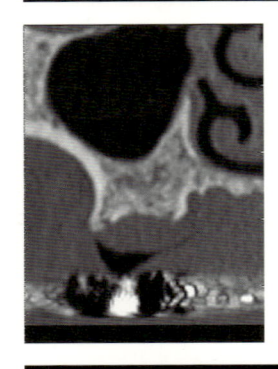

難易度Ⅰ
図2-2-m① coronal CT画像で上顎洞内は鮮明な透過像を呈しており、上顎洞粘膜の肥厚はみられないため、通常の術式で剝離・挙上可能である。

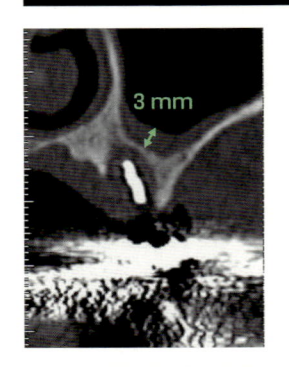

難易度Ⅱ
図2-2-m② coronal CT画像(肥厚型):3mmの上顎洞粘膜の肥厚がみられる(↕)。ブレードタイプのインプラントが埋入されているが、その周囲は吸収による透過像が認められる。上顎洞粘膜との交通はない。

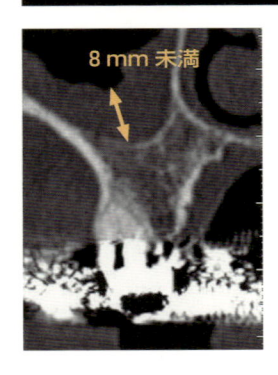

難易度Ⅲ
図2-2-m③ coronal CT画像で診査すると上顎洞粘膜は8mm未満であるため(↕)、難易度Ⅲになる。

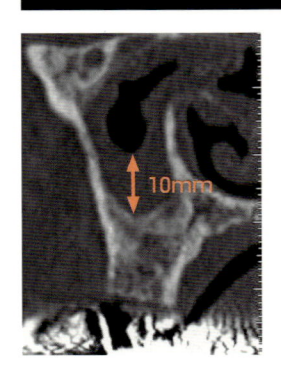

非適応
図2-2-m④ 上顎洞粘膜の肥厚は8mm以上で上顎洞内1/3～1/2以上を占めるため(↕)、上顎洞粘膜を挙上するスペースがなく非適応となる。

診査項目 n 上顎洞内病変

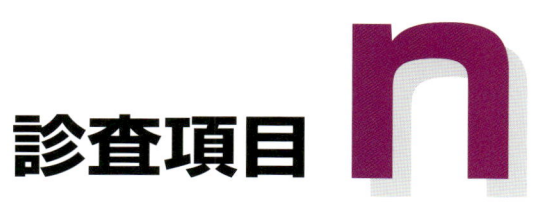

　CT画像で上顎洞内に、膿汁が貯留しているもの、上顎洞囊胞、アレルギー性副鼻腔炎、術後性頰部囊胞（上顎洞根治術後）、上顎洞腫瘍が確認された場合は非適応となり、耳鼻咽喉科での上顎洞病変の処置を優先させる[7, 8]。炎症や囊胞の治療が奏功すれば、サイナスフロアエレベーションは施行できる。

適応

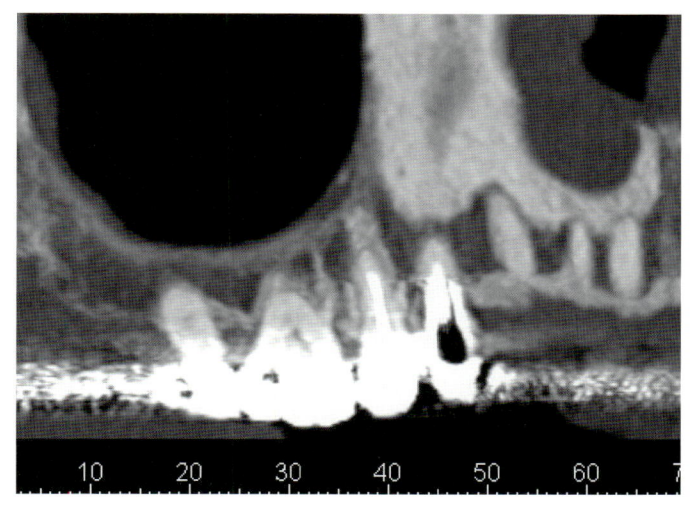

図2-2-n① 　上顎洞内は鮮明な透過像を呈し、粘膜の肥厚や病変は認められない。

非適応

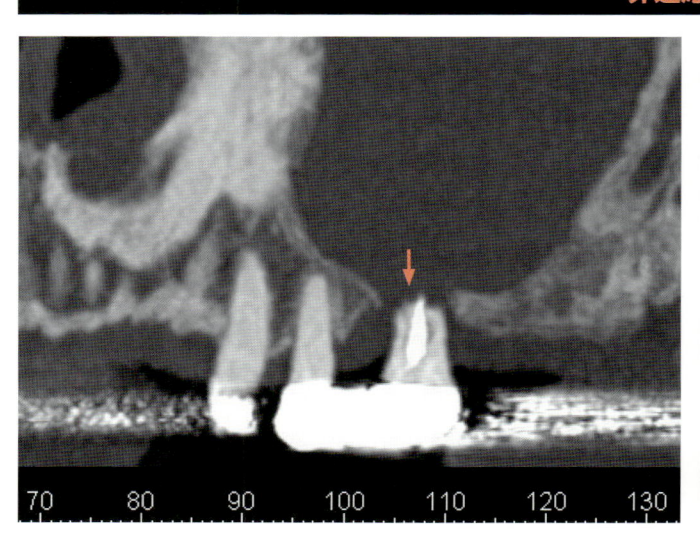

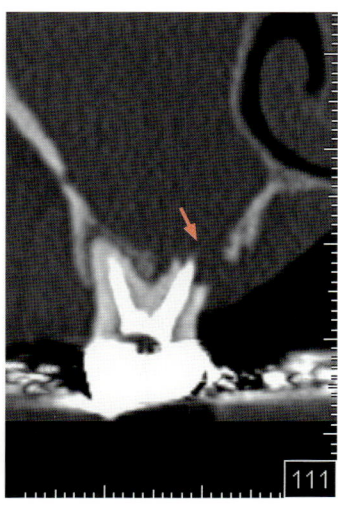

図2-2-n② 　第一大臼歯口蓋根（↓）のエンドと、ペリオ由来の感染が主原因となっている上顎洞炎がみられ、上顎洞内は貯留物が充満している。

診査項目 o 側方開窓部骨壁の血管

　後上歯槽動脈およびその分岐が、開窓部の上顎洞外壁内面を走行している場合は、走行位置や大きさを、術前にデンタルX線写真やCT画像で確認しなければならない。開窓部に血管が走行する場合は、trap door method は適用できず、骨壁を剥離する wall off method を適用し、開窓時は血管を損傷しないように注意しなければならない。

難易度Ⅰ

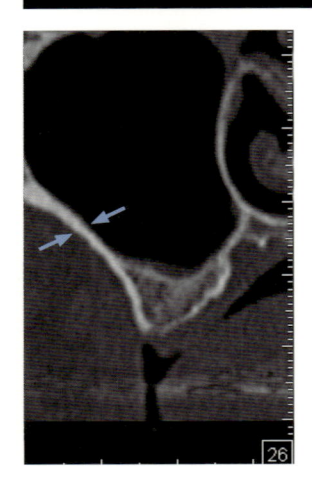

図2-2-o ①　開窓部骨壁に血管の走行はみられない（↕）。

難易度Ⅱ

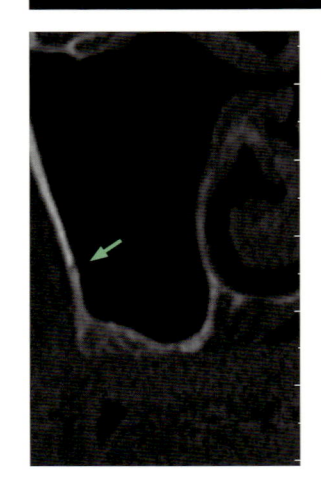

図2-2-o ②　開窓部骨壁内面を直径2mm未満の血管が走行している（←）。骨壁を内側に倒し込むことができないため、骨壁を剥離する wall off method を行う。

難易度Ⅲ

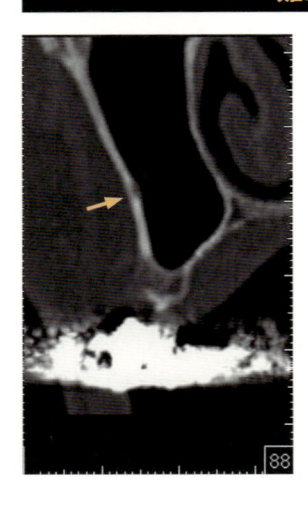

図2-2-o ③　開窓部骨壁内面を直径2mm以上3mm未満の血管が走行している（↓）。骨溝形成時や骨壁剥離時（wall off method）に血管を損傷させないよう注意する。

非対応

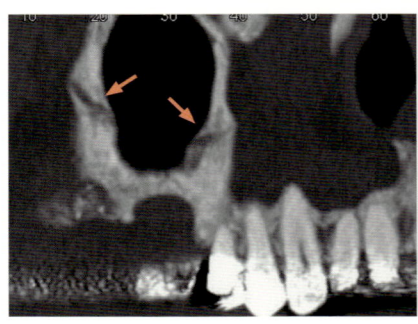

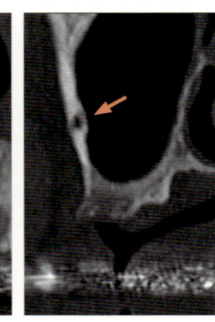

図2-2-o ④ 1、2　sagittal CT画像では 8| 後方より、後上歯槽動脈が侵入し、開窓部を横断している（↓）。coronal CT画像で診査すると3mm以上の血管が開窓部の上顎洞外壁内を走行している。wall off method も trap door method も応用できない。

症例の難易度別判定

症例全体の難易度の判定は、診査項目の中で3つ以上の項目を満たした高いほうの難易度を選択する。また、この条件で難易度Ⅰと判定されるものでも、難易度ⅡとⅢの合計が3つ以上あれば難易度Ⅱとなる。ただし、3つ以上の項目を満たしてなくても g：上顎洞内隔壁の高さ、m：上顎洞粘膜の肥厚、o：側方開窓部骨壁の血管、のうちの一つでも高い難易度を示せば、その難易度が症例の難易度となる。この3項目（g、m、o）は、術中の偶発症や術後の合併症の原因となることが多く、難易度別判定の診査時に注意しなければならない。

表2-2-4　難易度の分類

難易度	内　容
難易度Ⅰ	硬組織、軟組織に問題がなく、手術が容易である。
難易度Ⅱ	硬組織、軟組織に一部問題があり、手術が一部困難である。
難易度Ⅲ	硬組織、軟組織に問題があり、手術が大変困難である。
非適応	手術ができない

例1　難易度Ⅰ（難易度Ⅰの項目のみが3つ以上あるケース）

診査部位	分類記号	診査項目	難易度Ⅰ	難易度Ⅱ	難易度Ⅲ	非適応
硬組織	a	歯槽頂線	○			
	b	上顎洞底線	○			
	c	上顎洞底‐歯槽頂間距離		○		
	d	頬舌的歯槽頂部骨幅	○			
	e	上顎洞内壁（挙上範囲）の近遠心的距離	○			
	f	上顎洞幅径		○		
	g	上顎洞内隔壁の高さ	○			
	h	側方開窓部骨壁の厚さ	○			
	i	歯槽骨内病変	○			
	j	隣在歯根尖病変	○			
	k	隣在歯根尖位置	○			
	l	CT値	○			
軟組織	m	上顎洞粘膜の肥厚	○			
	n	上顎洞内病変	○			
	o	側方開窓部骨壁の血管	○			

2章 鑑別診断

例2 難易度Ⅱ（難易度Ⅱと難易度Ⅲの合計が3つ以上になるケース）

診査部位	分類記号	診査項目	難易度Ⅰ	難易度Ⅱ	難易度Ⅲ	非適応
硬組織	a	歯槽頂線	○			
	b	上顎洞底線	○			
	c	上顎洞底‑歯槽頂間距離		○		
	d	頰舌的歯槽頂部骨幅		○		
	e	上顎洞内壁（挙上範囲）の近遠心的距離	○			
	f	上顎洞幅径	○			
	g	上顎洞内隔壁の高さ	○			
	h	側方開窓部骨壁の厚さ			○	
	i	歯槽骨内病変	○			
	j	隣在歯根尖病変	○			
	k	隣在歯根尖位置	○			
	l	CT値	○			
軟組織	m	上顎洞粘膜の肥厚	○			
	n	上顎洞内病変	○			
	o	側方開窓部骨壁の血管	○			

例3 難易度Ⅱ（難易度Ⅱの項目が3つ以上あるケース）

診査部位	分類記号	診査項目	難易度Ⅰ	難易度Ⅱ	難易度Ⅲ	非適応
硬組織	a	歯槽頂線	○			
	b	上顎洞底線		○		
	c	上顎洞底‑歯槽頂間距離		○		
	d	頰舌的歯槽頂部骨幅	○			
	e	上顎洞内壁（挙上範囲）の近遠心的距離	○			
	f	上顎洞幅径			○	
	g	上顎洞内隔壁の高さ	○			
	h	側方開窓部骨壁の厚さ	○			
	i	歯槽骨内病変	○			
	j	隣在歯根尖病変		○		
	k	隣在歯根尖位置	○			
	l	CT値	○			
軟組織	m	上顎洞粘膜の肥厚	○			
	n	上顎洞内病変	○			
	o	側方開窓部骨壁の血管	○			

例4　難易度Ⅱ（3つ以上の項目を満たしていなくても g：上顎洞内隔壁の高さ、m：上顎洞粘膜の肥厚、o：側方開窓部骨壁の血管、のうちの一つでも高い難易度を示すケース）

診査部位	分類記号	診査項目	難易度Ⅰ	難易度Ⅱ	難易度Ⅲ	非適応
硬組織	a	歯槽頂線	○			
	b	上顎洞底線	○			
	c	上顎洞底-歯槽頂間距離	○			
	d	頰舌的歯槽頂部骨幅	○			
	e	上顎洞内壁（挙上範囲）の近遠心的距離	○			
	f	上顎洞幅径	○			
	g	上顎洞内隔壁の高さ	○			
	h	側方開窓部骨壁の厚さ	○			
	i	歯槽骨内病変	○			
	j	隣在歯根尖病変	○			
	k	隣在歯根尖位置	○			
	l	CT値	○			
軟組織	m	上顎洞粘膜の肥厚		○		
	n	上顎洞内病変	○			
	o	側方開窓部骨壁の血管	○			

例5　難易度Ⅲ（難易度Ⅲの項目が3つ以上あるケース）

診査部位	分類記号	診査項目	難易度Ⅰ	難易度Ⅱ	難易度Ⅲ	非適応
硬組織	a	歯槽頂線	○			
	b	上顎洞底線	○			
	c	上顎洞底-歯槽頂間距離		○		
	d	頰舌的歯槽頂部骨幅	○			
	e	上顎洞内壁（挙上範囲）の近遠心的距離			○	
	f	上顎洞幅径	○			
	g	上顎洞内隔壁の高さ			○	
	h	側方開窓部骨壁の厚さ	○			
	i	歯槽骨内病変	○			
	j	隣在歯根尖病変		○		
	k	隣在歯根尖位置	○			
	l	CT値	○			
軟組織	m	上顎洞粘膜の肥厚			○	
	n	上顎洞内病変	○			
	o	側方開窓部骨壁の血管	○			

2章 鑑別診断

例6　難易度Ⅲ（3つ以上の項目を満たしていなくても g：上顎洞内隔壁の高さ、m：上顎洞粘膜の肥厚、o：側方開窓部骨壁の血管、のうちの一つでも高い難易度を示すケース）

診査部位	分類記号	診査項目	難易度Ⅰ	難易度Ⅱ	難易度Ⅲ	非適応
硬組織	a	歯槽頂線	〇			
	b	上顎洞底線	〇			
	c	上顎洞底 - 歯槽頂間距離	〇			
	d	頬舌的歯槽頂部骨幅	〇			
	e	上顎洞内壁（挙上範囲）の近遠心的距離	〇			
	f	上顎洞幅径	〇			
	g	上顎洞内隔壁の高さ			〇	
	h	側方開窓部骨壁の厚さ	〇			
	i	歯槽骨内病変	〇			
	j	隣在歯根尖病変	〇			
	k	隣在歯根尖位置	〇			
	l	CT値	〇			
軟組織	m	上顎洞粘膜の肥厚	〇			
	n	上顎洞内病変	〇			
	o	側方開窓部骨壁の血管	〇			

例7　非適応（非適応の項目が1つでもあれば非適応となるケース）

診査部位	分類記号	診査項目	難易度Ⅰ	難易度Ⅱ	難易度Ⅲ	非適応
硬組織	a	歯槽頂線	〇			
	b	上顎洞底線	〇			
	c	上顎洞底 - 歯槽頂間距離	〇			
	d	頬舌的歯槽頂部骨幅	〇			
	e	上顎洞内壁（挙上範囲）の近遠心的距離	〇			
	f	上顎洞幅径	〇			
	g	上顎洞内隔壁の高さ	〇			
	h	側方開窓部骨壁の厚さ	〇			
	i	歯槽骨内病変	〇			
	j	隣在歯根尖病変	〇			
	k	隣在歯根尖位置	〇			
	l	CT値	〇			
軟組織	m	上顎洞粘膜の肥厚				〇
	n	上顎洞内病変	〇			
	o	側方開窓部骨壁の血管	〇			

参考文献

1. Tinti C, Vincenzi G, Cortellini P, Pini Prato G, Clauser C. Guided tissue regeneration in the treatment of human facial recession. A 12-case report. J Periodontol. 1992;63(6):554-560.
2. Simion M, Fontana F, Rasperini G, Maiorana C. Long-term evaluation of osseointegrated implants placed in sites augmented with sinus floor elevation associated with vertical ridge augmentation: a retrospective study of 38 consecutive implants with 1- to 7-year follow-up.Int J Periodontics Restorative Dent. 2004;24(3):208-221.
3. 山道信之. インプラント治療に必要な骨環境改善について―診断, 治療計画, 術式を考える―第2回上顎編. Quintessence DENT Implantol 2001;8(2):109-119.
4. Harada T, Ichiki R, Tsukiyama Y, Koyano K. The effect of oral splint devices on sleep bruxism: a 6-week observation with an ambulatory electromyographic recording device. J Oral Rehabil. 2006;33(7):482-488.
5. 高橋常男, 渡辺孝夫. 上顎洞＆サイナスリフト 臨床家のための上顎洞と口腔の解剖学. インプラントジャーナル 2001;7:9-28.
6. Carl E. Misch Contemporary Implant Dentistry second edition. Mosby-Year Book. 1999.
7. Kahnberg KE, Ekestubbe A, Grondahl K, Nilsson P, Hirsch JM. Sinus lifting procedure. I. One-stage surgery with bone transplant and implants. Clin Oral Implants Res. 2001;12(5):479-487.
8. 國弘幸伸. 上顎洞の解剖学的検証 part2 上顎洞の病変像を理解する. Quintessence DENT Implantol 2006;13(6):17-31.

2章　鑑別診断

山道・糸瀬のX線診査による難易度別分類（チェックシート）

診査部位	分類記号	診査項目	難易度Ⅰ	難易度Ⅱ	難易度Ⅲ	非適応
硬組織	a	歯槽頂線	明瞭	不明瞭	複雑	歯槽頂線と上顎洞底線の交通
	b	上顎洞底線	明瞭	不明瞭	複雑	歯槽頂線と上顎洞底線の交通または凹凸が顕著である
	c	上顎洞底-歯槽頂間距離	5mm以上 9mm未満	3mm以上 5mm未満	2mm以上 3mm未満	2mm未満
	d	頰舌的歯槽頂部骨幅	6mm以上	3mm以上 6mm未満	2mm以上 3mm未満	／
	e	上顎洞内壁（挙上範囲）の近遠心的距離	26.5mm以上 29.5mm未満	29.5mm以上 32.5mm未満（平均31.6mm）	32.5mm以上 35.5mm未満	／
	f	上顎洞幅径	14.5mm以上 17.5mm未満	17.5mm以上 21.5mm未満（平均19.3mm）	21.5mm以上 36.5mm未満	／
	g	上顎洞内隔壁の高さ	なし	前頭方向5mm未満	前頭方向5mm以上または複数の隔壁がある	矢状方向に存在
	h	側方開窓部骨壁の厚さ	1mm以上 2.5mm未満	1mm未満	2.5mm以上	側方開窓部に骨が存在しない
	i	歯槽骨内病変	なし	不良肉芽の存在	囊胞	上顎洞と交通
	j	隣在歯根尖病変	なし	上顎洞底から2mm以上	上顎洞底から2mm未満	上顎洞と交通
	k	隣在歯根尖位置	問題なし	上顎洞内に突出2mm未満	上顎洞内に突出2mm以上3mm未満	上顎洞内に3mm以上突出
	l	CT値	D2	D3	D4	D5
軟組織	m	上顎洞粘膜の肥厚	なし	3mm未満	3mm以上 8mm未満	上顎洞内の1/3～1/2以上
	n	上顎洞内病変	なし			あり
	o	側方開窓部骨壁の血管	なし	直径2mm未満	直径2mm以上 3mm未満	直径3mm以上の血管が骨壁内を走行

3章

難易度別症例

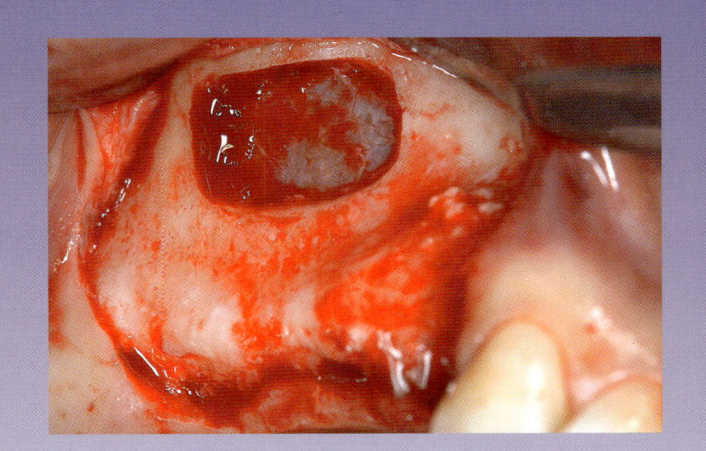

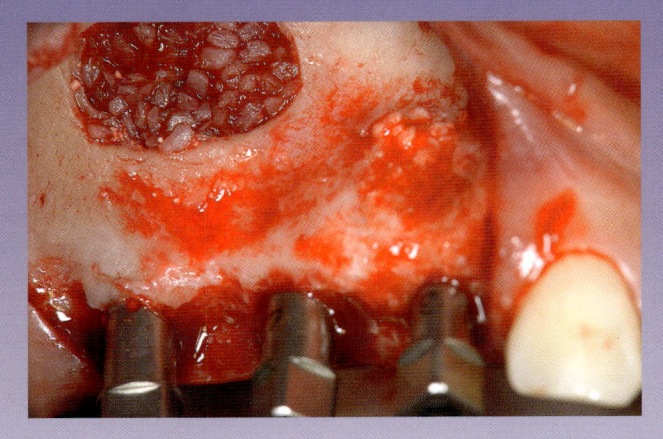

3章 1

難易度Ⅰ・上顎洞形態1-E型症例

症例概要

年齢・性別：30歳、女性
初診日：2005年12月
主訴：5̲歯牙破折および4̲根尖性歯周炎
口腔内状態：7̲6̲5̲4̲欠損(5̲、4̲抜歯による)
治療計画：6̲5̲4̲インプラント補綴治療

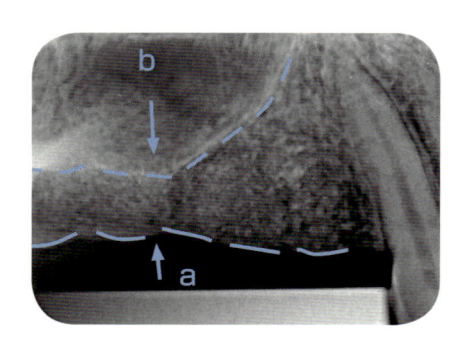

図3-1-1 デンタルX線写真による診査。a：歯槽頂線(明瞭である↑)。b：上顎洞底線(明瞭である↓)。

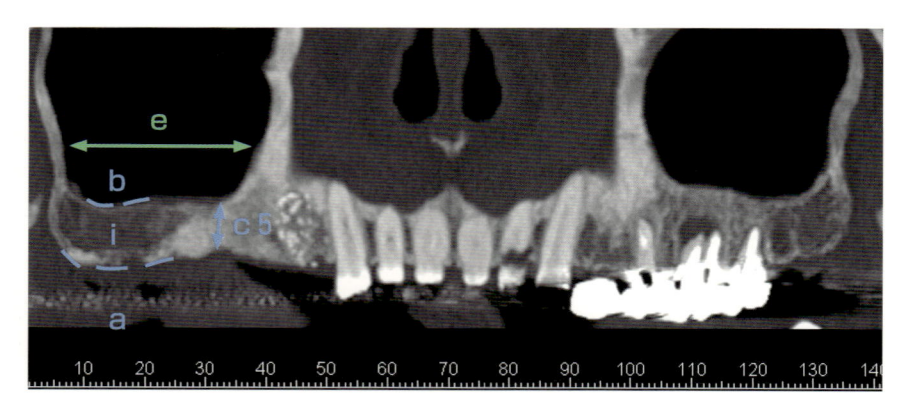

図3-1-2 sagittal CT画像。c：上顎洞底-歯槽頂間距離(4̲ 15mm、5̲ 7mm、6̲ 7mm)。e：上顎洞内壁(挙上範囲)の近遠心的距離(30mm↔)。i：歯槽骨内病変(なし)。

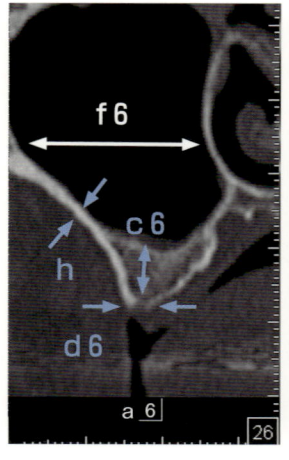

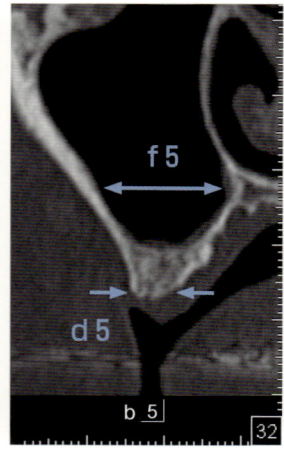

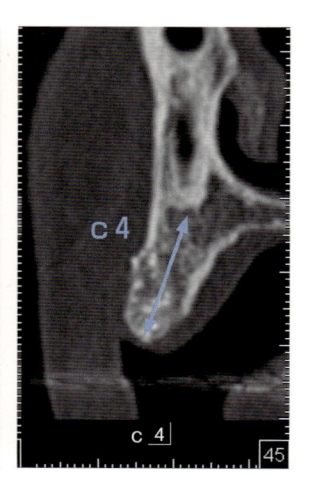

図3-1-3a〜c coronal CT画像。d：頬舌的歯槽頂部骨幅(5̲ 7mm、6̲ 6mm)。f：上顎洞幅径(5̲ 16mm 開窓部、6̲ 24mm ZACライン25mm平面)。g：上顎洞内隔壁の高さ(なし)。h：側方開窓部骨壁の厚さ(2mm)。j：隣在歯根尖病変(なし)。k：隣在歯根尖位置(問題なし)。l：CT値(D3)。m：上顎洞粘膜の肥厚(なし)。n：上顎洞内病変(なし)。o：側方開窓部骨壁の血管(なし)。

図3-1-3a │ 図3-1-3b │ 図3-1-3c

表3-1-1　山道・糸瀬のX線診査による難易度別分類

診査部位	分類記号	診査項目	難易度Ⅰ	難易度Ⅱ	難易度Ⅲ	非適応
硬組織	a	歯槽頂線	明瞭	不明瞭	複雑	歯槽頂線と上顎洞底線の交通
	b	上顎洞底線	明瞭	不明瞭	複雑	歯槽頂線と上顎洞底線の交通または凹凸が顕著である
	c	上顎洞底‐歯槽頂間距離	5mm以上 9mm未満（7mm）*	3mm以上 5mm未満	2mm以上 3mm未満	2mm未満
	d	頬舌的歯槽頂部骨幅	6mm以上（6mm）*	3mm以上 6mm未満	3mm未満	
	e	上顎洞内壁（挙上範囲）の近遠心的距離	26.5mm以上 29.5mm未満	29.5mm以上 32.5mm未満（30mm）*	32.5mm以上 35.5mm未満	
	f	上顎洞幅径	14.5mm以上 17.5mm未満（16mm）*	17.5mm以上 21.5mm未満（平均19.3mm）	21.5mm以上 36.5mm未満	
	g	上顎洞内隔壁の高さ	なし	前頭方向5mm未満	前頭方向5mm以上または複数の隔壁がある	矢状方向に存在
	h	側方開窓部骨壁の厚さ	1mm以上 2.5mm未満（2mm）*	1mm未満	2.5mm以上	側方開窓部に骨が存在しない
	i	歯槽骨内病変	なし	不良肉芽の存在	囊胞	上顎洞と交通
	j	隣在歯根尖病変	なし	上顎洞底から 2mm以上	上顎洞底から 2mm未満	上顎洞と交通
	k	隣在歯根尖位置	問題なし	上顎洞内に突出 2mm未満	上顎洞内に突出 2mm以上 3mm未満	上顎洞内に 3mm以上突出
	l	CT値	D2	D3	D4	D5
軟組織	m	上顎洞粘膜の肥厚	なし	3mm未満	3mm以上 8mm未満	上顎洞内の1/3〜1/2以上
	n	上顎洞内病変	なし			あり
	o	側方開窓部骨壁の血管	なし	直径2mm未満	直径2mm以上 3mm未満	直径3mm以上の血管が骨壁内を走行

＊（　）内は実際の測定値。

表3-1-2　山道・糸瀬のsagittal CT画像による上顎洞形態の分類

分類（型）	上顎洞内壁の近遠心的距離	上顎洞底 - 歯槽頂間距離	隔壁の有無	アプローチ法
1	31.6mm 未満 （測定値30mm）*	5 mm 以上 9 mm 未満 （測定値7 mm）*	なし	同時法 1 wall method

＊（　）内は実際の測定値。

表3-1-3　山道・糸瀬のcoronal CT画像による上顎洞形態の分類

分類（型）	上顎洞幅径	頰舌的歯槽頂部骨幅	側方開窓部骨壁の厚さ	アプローチ法
E	19.3mm 以上 （測定値24mm）*	6 mm 以上 （測定値6 mm）*	2.5mm 未満 （測定値2 mm）*	wall off method GBR なし

＊（　）内は実際の測定値。

1）診査

臼歯4歯欠損においては、挙上範囲の近遠心的距離は上顎洞内壁の近遠心的距離（e）となる。上顎洞形態の分類では、上顎洞幅径はZACラインの25mm平面上で測定する（f6̲-24mm）。難易度別判定では、上顎洞幅径は開窓部上方2mmで測定する。この症例においては、f5̲-16mmを難易度別判定の測定値とする。

2）上顎洞形態の分類

CT画像（sagittal、coronal）の診査より、上顎洞の形態を分類する。

sagittal画像の診査では、上顎洞内壁の近遠心的距離は測定値30mm、上顎洞底‐歯槽頂間距離は7mm、隔壁はないので1型となる。coronal画像の診査では、上顎洞幅径がZACライン25mm平面の測定値24mm、頰舌的歯槽頂部骨幅6mm、側方開窓部骨壁の厚さ2mmでE型となる。したがって、上顎洞の形態は、1-E型に分類され、アプローチ法は1 wall off methodでGBRなしのインプラント同時埋入が選択される。

3）診査結果と難易度の判定

症例全体の難易度の判定は、診査項目の中で3つ以上の項目を満たした高いほうの難易度を選択する。また、この条件で難易度Ⅰと判定されるものでも、難易度ⅡとⅢの合計が3つ以上あれば難易度Ⅱとなる。ただし、3つ以上の項目を満たしていなくても**g：上顎洞内隔壁の高さ、m：上顎洞粘膜の肥厚、o：側方開窓部骨壁の血管**、のうちの一つでも高い難易度を示せば、その難易度が症例の難易度となる。

難易度のチェックリストに従い、15項目の難易度を判定した（表3-1-1）。難易度Ⅰが13項目、難易度Ⅱが2項目であった。そのため、この症例は難易度Ⅰと判定される。

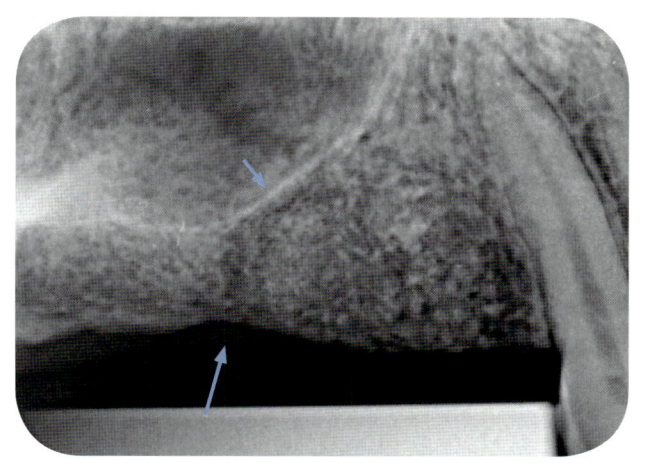

3章 1　難易度 I・上顎洞形態 1-E 型症例

図3-1-4　歯槽頂線は明瞭で（↑）上顎洞底線も明瞭である（↓）。また、3 の根尖が少し遠心傾斜している。

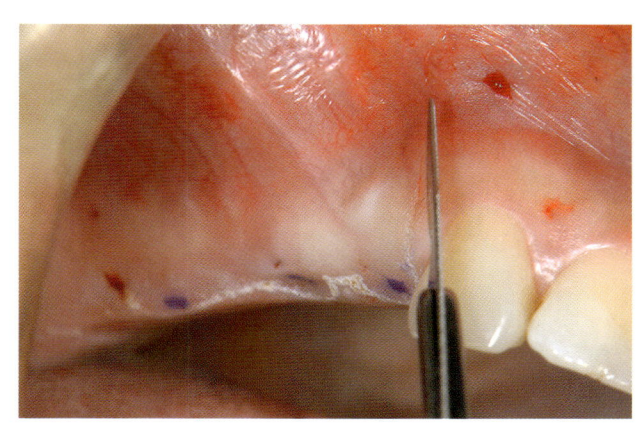

図3-1-5　トラペゾイダルフラップデザインを基本とし、ブレード15c を用いて歯槽頂切開と縦切開を行う。

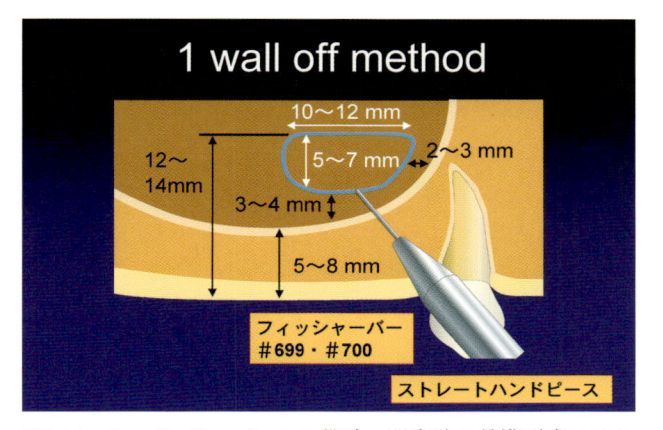

図3-1-6　1 wall off method の設計。開窓壁の骨溝形成はストレートハンドピースで#699のフィッシャーバーを用いる。

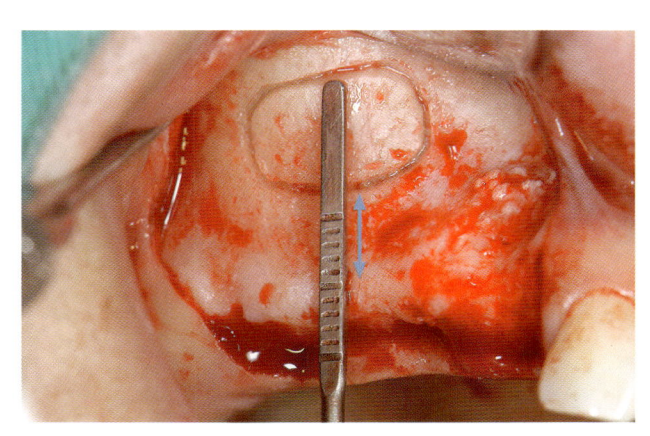

図3-1-7　同時埋入する場合、インプラント長径より最低2 mm 上方に開窓骨壁上縁の骨溝形成を行う。また、下縁の骨溝形成では上顎洞底までの距離（↕）が大きすぎると剥離が困難となる。

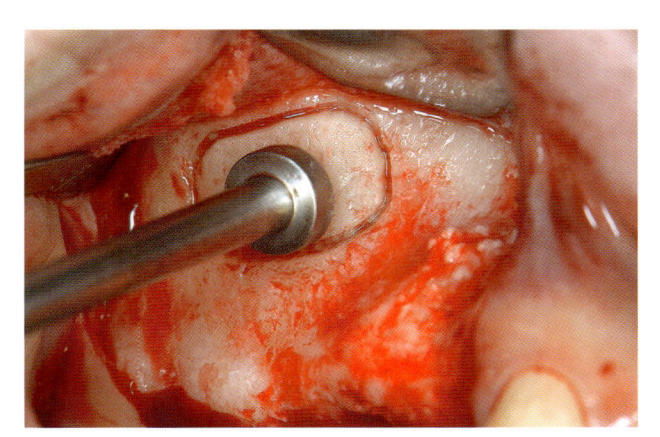

図3-1-8　マレットとオステオトーム G#47（日本メディカルマテリアル社製）または Leibinger 01-12405で軽く槌打し、骨壁を骨折させる。開窓部骨壁は上顎洞粘膜より剥離し、自己血液（PRP）を入れたシャーレの中に保存する。

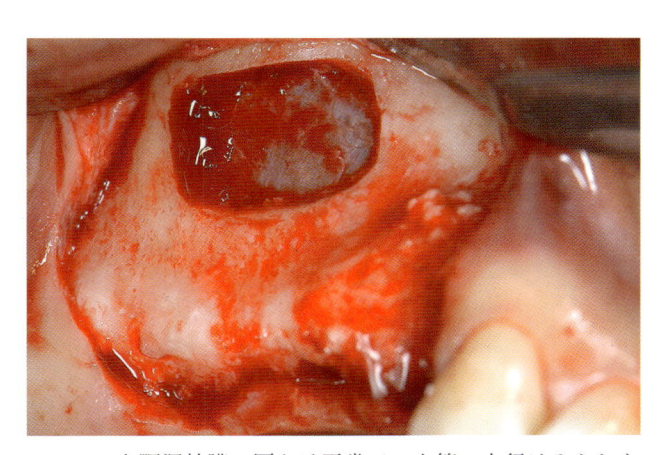

図3-1-9　上顎洞粘膜の厚さは正常で、血管の走行はみられない。開窓部骨壁の厚さは1.5〜2 mm の範囲である。骨壁の剥離と上顎洞粘膜の剥離には、ボストーム IXY（日本メディカルマテリアル社製）を用いる。

3章 難易度別症例

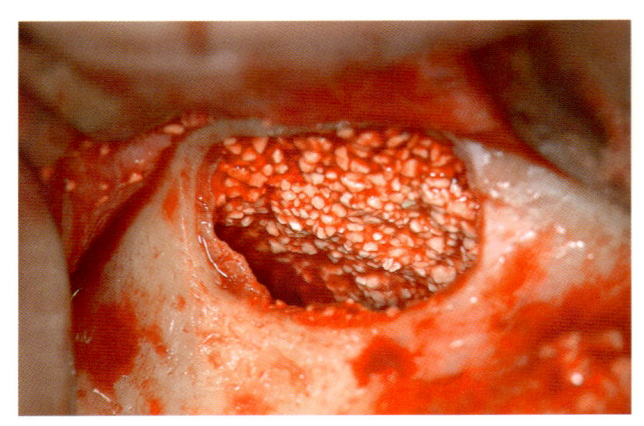

図3-1-10 PRPと混ぜた非吸収性HAを上顎粘膜側より填塞する。

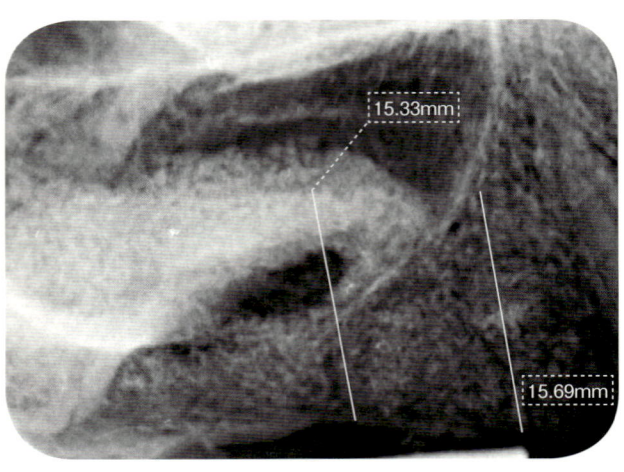

図3-1-11 第一層の非吸収性HAを填塞し、デンタルX線で挙上範囲を確認する。

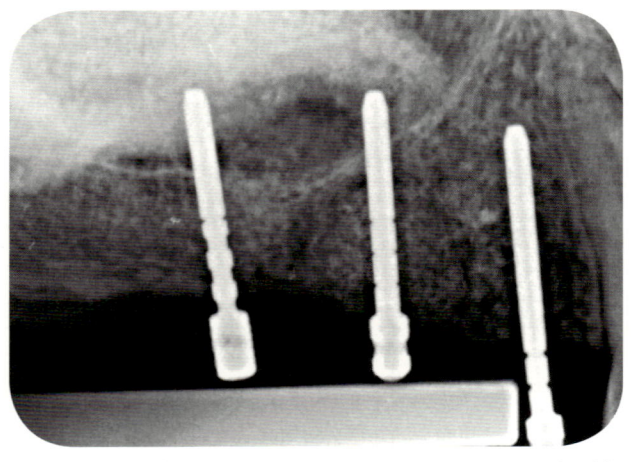

図3-1-12 非吸収性HA層の上にコンポジットボーンと吸収性の骨移植材料を層状に填塞する。#16スパイラルドリルで埋入窩を形成し、トライアルピンでインプラントの埋入方向と深度を確認する。

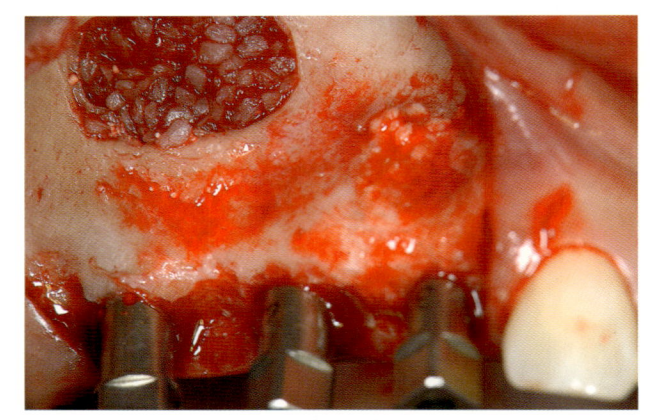

図3-1-13 インプラントサイズ。4|POI 37-12ST-M（φ3.7mm L13.5mm）陽極酸化。5|HAC 42-12ST-M（φ4.2mm L13.5mm）HAコーティング。6|HAC 42-12ST-M（φ4.2mm L13.5mm）HAコーティングを埋入した。4|は25～30Ncm、5|は20～25Ncm、6|は15～20Ncmの初期固定値が得られた[1]。

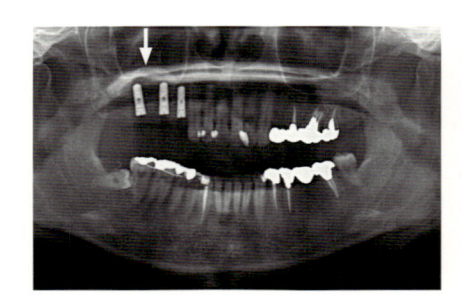

図3-1-14 上顎洞粘膜の穿孔による骨移植材料の上顎洞内への散乱は認められず、挙上部の上顎洞粘膜は半円球状を呈している（↓）。

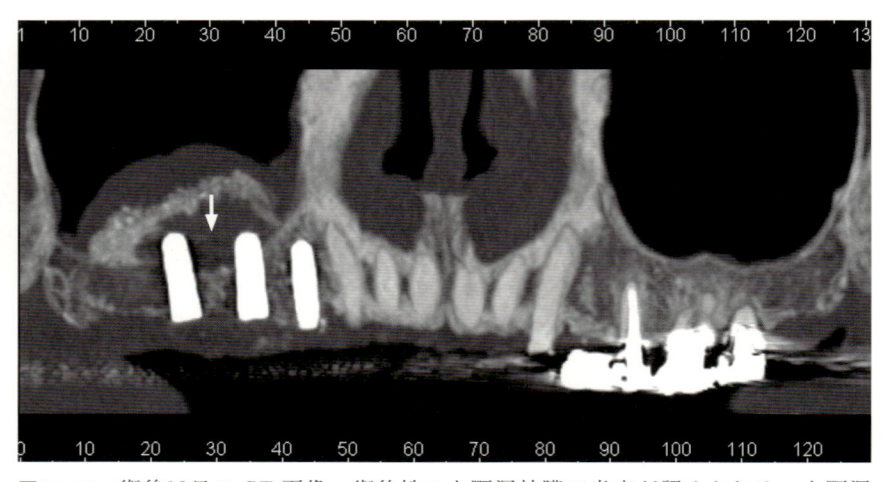

図3-1-15 術後10日のCT画像。術後性の上顎洞粘膜の炎症が認められる。上顎洞内に填塞された非吸収性HA層とコンポジットボーン層は不透過像を呈しているが、インプラント周囲および上顎洞底部の吸収性の骨移植材料はやや透過像を示している（↓）。

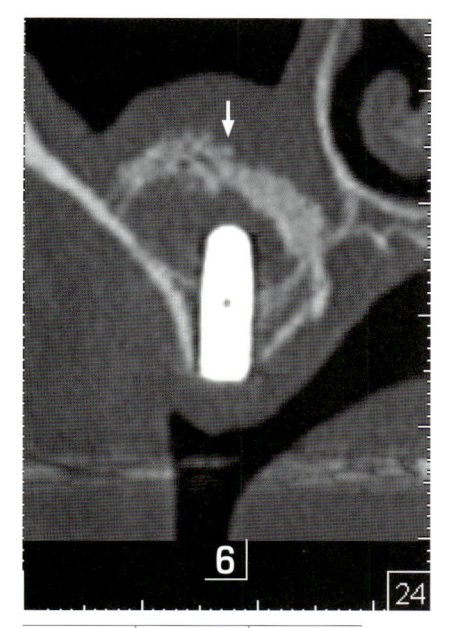

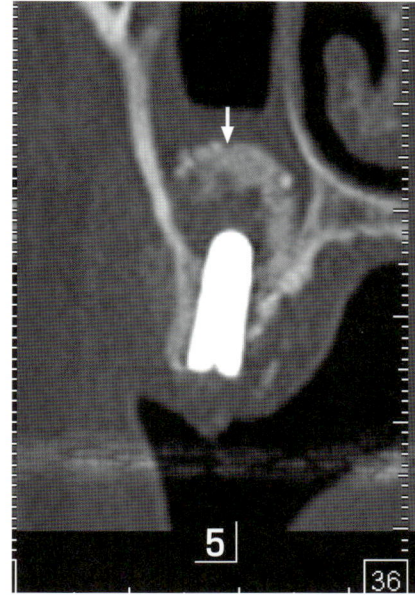

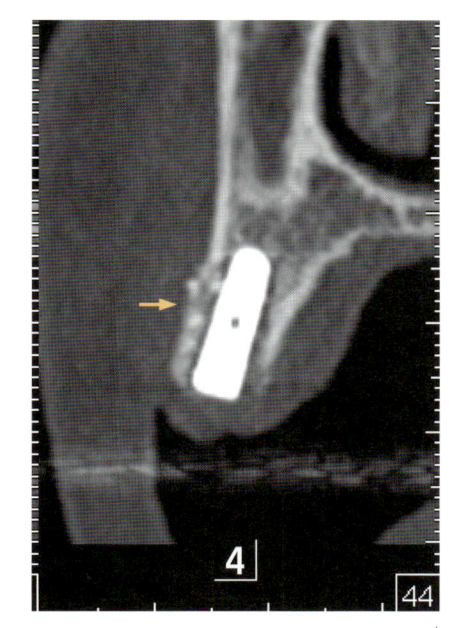

3章1　難易度Ⅰ・上顎洞形態1-E型症例

| 図3-1-16a | 図3-1-16b | 図3-1-16c | 図3-1-16a〜c　インプラント先端より7mm上方まで骨移植材料が填塞されている（↓）。4部は歯槽頂骨幅を回復させるためGBRを行った（→）。

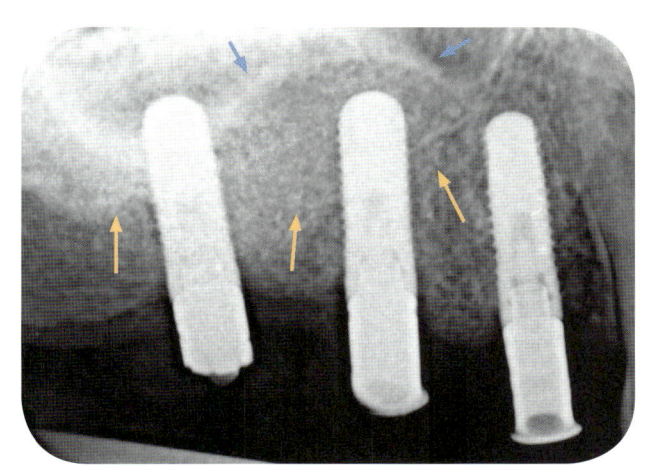

図3-1-17　術後1年経過時のデンタルX線写真。骨移植材料のリモデリングが進行し、既存骨と同化している。既存骨のライン（↑）、新生骨のライン（↓）。

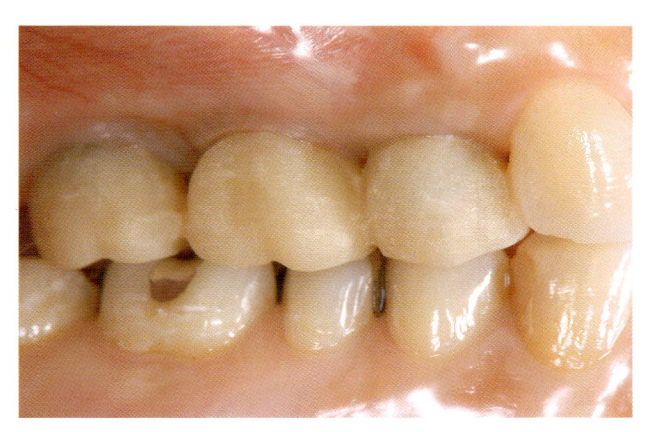

図3-1-18　術者可撤式のプロビジョナルレストレーションを用いて、咬合挙上を行い咬合の安定を図っている。

参考文献
1. Wei-Jen Chang, Sheng-Yang Lee, Chen-Che Wu, Che-Tong Lin, Yoshimitsu Abiko, Nobuyuki Yamamichi, Haw-Ming hung. A Newly Designed Frequency Analysis Device for Dental Implant Stability Detection. Dental Material Journal 2007；26(5)：665-671.

3章 2

難易度 II ・ 上顎洞形態 5-C 型症例

症例概要

年齢・性別：68歳 女性
初診日：2004年8月
主訴：歯牙欠損による咀嚼障害
口腔内状態：7 5 4│3 4 5 7 欠損
治療計画：上顎欠損部位にはサイナスフロアエレベーションおよびGBRを伴うインプラントを応用した全顎的治療を計画。

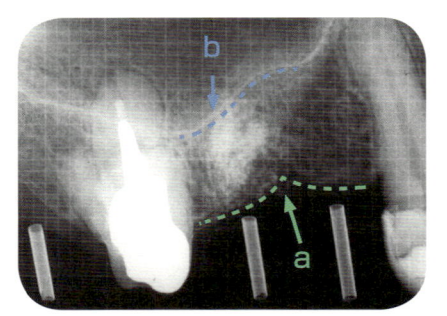

図3-2-1 規定の長さのスプルー線を装着したサージカルテンプレートとスケールを設置したフィルムを用いて、デンタルX線写真撮影を行い、垂直的骨量の測定、埋入方向と隣在歯根の位置関係[1]、a：歯槽頂線（↑）、b：上顎洞底線（↓）の状態を把握する。

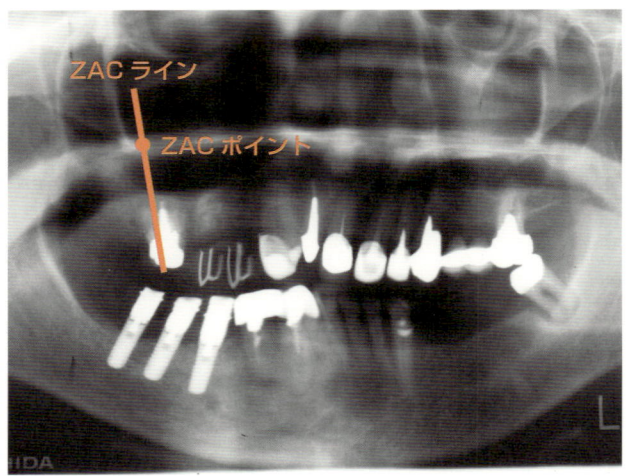

図3-2-2 パノラマX線写真。ZACラインと第一大臼歯の軸面、眼窩下孔と第二小臼歯の軸面との関係を確認する。

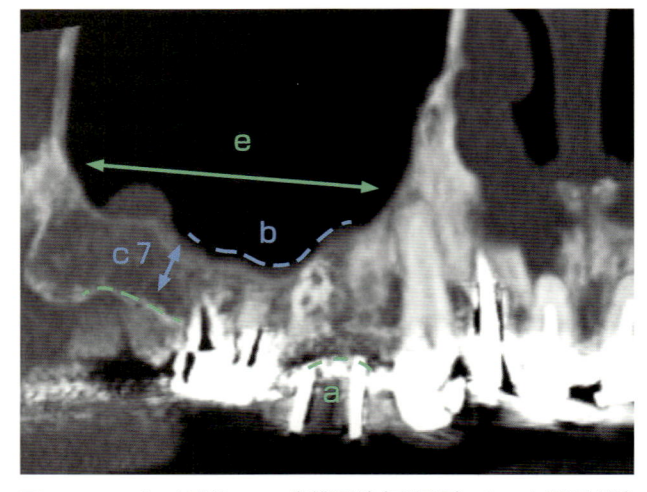

図3-2-3 sagittal画像。a：歯槽頂線（不明瞭）。b：上顎洞底線（明瞭）。c：上顎洞底 - 歯槽頂間距離（c 4│ 9mm、c 5│ 9mm、c 7│ 8mm）。e：上顎洞内壁の近遠心的距離（32mm）。

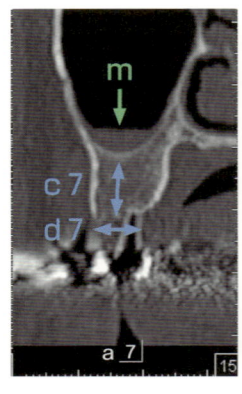

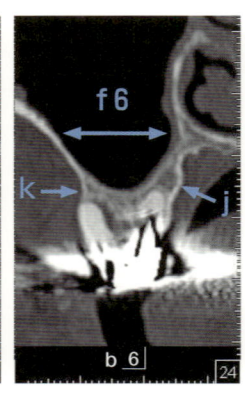

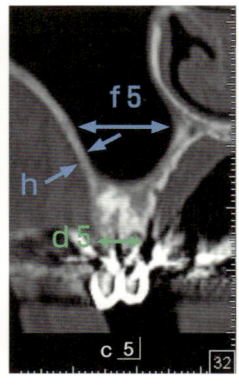

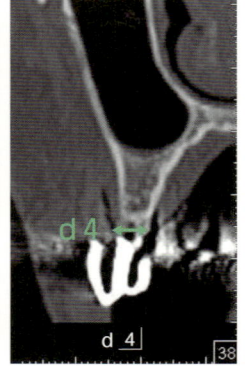

図3-2-4a〜d coronal画像。d：頬舌的歯槽頂部骨幅（4│4mm、5│5mm、7│7mm）。f：上顎洞幅径（5│16mm 開窓部、6│17mm ZACライン25mm平面、開窓部）。g：上顎洞内隔壁の高さ（なし）。h：側方開窓部骨壁の厚さ（2mm）。i：歯槽骨内病変（なし）。j：隣在歯根尖病変（なし）。k：隣在歯根尖位置（問題なし）。l：CT値（D3）。m：上顎洞粘膜の肥厚（2.5mm）。n：上顎洞内病変（なし）。o：側方開窓部骨壁の血管（なし）。

表3-2-1　山道・糸瀬のＸ線診査による難易度別分類

診査部位	分類記号	診査項目	難易度Ⅰ	難易度Ⅱ	難易度Ⅲ	非適応
硬組織	a	歯槽頂線	明瞭	不明瞭	複雑	歯槽頂線と上顎洞底線の交通
	b	上顎洞底線	明瞭	不明瞭	複雑	歯槽頂線と上顎洞底線の交通または凹凸が顕著である
	c	上顎洞底－歯槽頂間距離	5mm以上 9mm未満（8mm）*	3mm以上 5mm未満	2mm以上 3mm未満	2mm未満
	d	頬舌的歯槽頂部骨幅	6mm以上（6mm）*	3mm以上 6mm未満 （4mm）*	3mm未満	
	e	上顎洞内壁（挙上範囲）の近遠心的距離	26.5mm以上 29.5mm未満	29.5mm以上 32.5mm未満（32mm）*	32.5mm以上 35.5mm未満	
	f	上顎洞幅径	14.5mm以上 17.5mm未満（16mm）*	17.5mm以上 21.5mm未満 （平均19.3mm）	21.5mm以上 36.5mm未満	
	g	上顎洞内隔壁の高さ	なし	前頭方向5mm未満	前頭方向5mm以上または複数の隔壁がある	矢状方向に存在
	h	側方開窓部骨壁の厚さ	1mm以上 2.5mm未満（2mm）*	1mm未満	2.5mm以上	側方開窓部に骨が存在しない
	i	歯槽骨内病変	なし	不良肉芽の存在	囊胞	上顎洞と交通
	j	隣在歯根尖病変	なし	上顎洞底から 2mm以上	上顎洞底から 2mm未満	上顎洞と交通
	k	隣在歯根尖位置	問題なし	上顎洞内に突出 2mm未満	上顎洞内に突出 2mm以上 3mm未満	上顎洞内に 3mm以上突出
	l	CT値	D2	D3	D4	D5
軟組織	m	上顎洞粘膜の肥厚	なし	3mm未満（2.5mm）*	3mm以上 8mm未満	上顎洞内の1/3～1/2以上
	n	上顎洞内病変	なし			あり
	o	側方開窓部骨壁の血管	なし	直径2mm未満	直径2mm以上 3mm未満	直径3mm以上の血管が骨壁内を走行

＊（　）内は実際の測定値。

表3-2-2　山道・糸瀬のsagittal CT画像による上顎洞形態の分類

分類（型）	上顎洞内壁の近遠心的距離	上顎洞底 - 歯槽頂間距離	隔壁の有無	アプローチ法
5	31.6mm 以上 (測定値32mm)*	5 mm 以上 9 mm 未満 (測定値8 mm)*	なし	同時法 2 walls method

*（　）内は実際の測定値。

表3-2-3　山道・糸瀬のcoronal CT画像による上顎洞形態の分類

分類（型）	上顎洞幅径	頰舌的歯槽頂部骨幅	側方開窓部骨壁の厚さ	アプローチ法
C	19.3mm 未満 (測定値17mm)*	6 mm 未満 (測定値4 mm)*	2.5mm 未満 (測定値2 mm)*	trap door method または wall off method GBR あり

*（　）内は実際の測定値。

1）診査

臼歯3歯欠損の中に 7| 欠損があるため、挙上範囲の近遠心的距離は上顎洞内壁の近遠心的距離（e）となる。上顎洞形態の分類では、上顎洞幅径はZACラインの25mm平面上で測定する（f 6| - 17mm）。難易度別判定では、上顎洞幅径は開窓部上方2mmで測定する。この症例においては、f 5| - 16mmを難易度別判定の測定値とする。

2）上顎洞形態の分類

CT画像（sagittal、coronal）の診査より、上顎洞の形態を分類する。sagittal画像の診査では、上顎洞内壁の近遠心的距離は測定値32mm、上顎洞底 - 歯槽頂間距離は8mm、隔壁はないので5型となる。coronal画像の診査では、上顎洞幅径がZACライン25mm平面の測定値17mm、頰舌的歯槽頂部骨幅4mm、側方開窓部骨壁の厚さ2mmでC型となる。したがって、上顎洞の形態は、5-C型に分類され、アプローチ法は2 walls method、trap door または wall off method でGBRを伴うインプラント同時埋入が選択できる。

本症例では、|6 の根尖を直視するため、広範囲に開窓する1 wall off methodを選択した。

3）診査結果と難易度の判定

症例全体の難易度の判定は、診査項目の中で3つ以上の項目を満たした高いほうの難易度を選択する。また、この条件で難易度Ⅰと判定されるものでも、難易度ⅡとⅢの合計が3つ以上あれば難易度Ⅱとなる。ただし、3つ以上の項目を満たしていなくても **g：上顎洞内隔壁の高さ、m：上顎洞粘膜の肥厚、o：側方開窓部骨壁の血管、** のうちの一つでも高い難易度を示せば、それが症例の難易度となる。

難易度のチェックリストに従い15項目の難易度を判定した（表3-2-1）。難易度Ⅰが10項目、難易度Ⅱが5項目であった。この症例は難易度Ⅱと判定される。

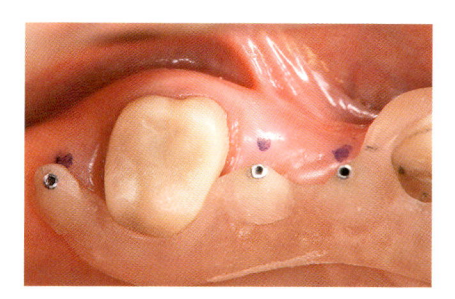

3章 2　難易度Ⅱ・上顎洞形態5-C型症例

図3-2-5　サージカルテンプレートを用いてフィクスチャー埋入位置をマーキングする。

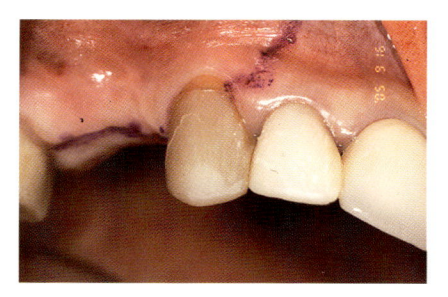

図3-2-6　GBRを併用するため、切開線はトラペゾイダルフラップデザインとする。

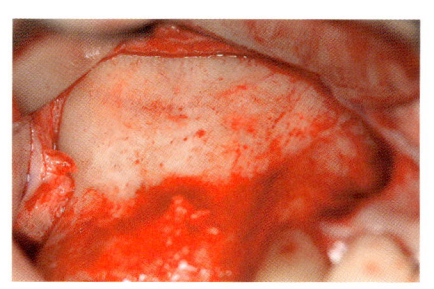

図3-2-7　CT画像での診査と同様に、開窓部頬側骨壁内に大きな血管の走行はみられない。

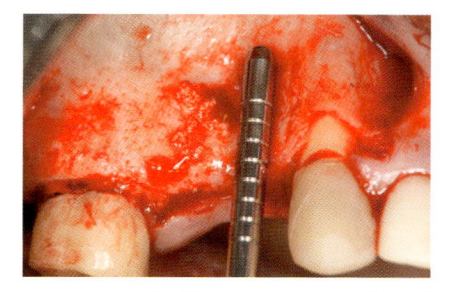

図3-2-8　BOSTOME-IXY #1で、歯槽頂から開窓部までの距離を測定し、開窓部の設計を行う。

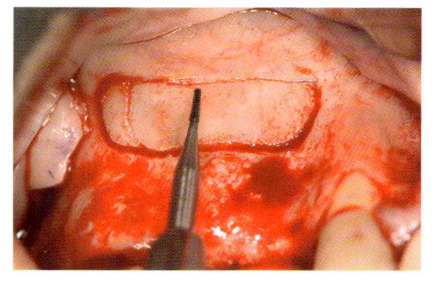

図3-2-9　ストレートハンドピースにフィッシャーバー#699、#700を装着し、上顎洞粘膜が青白く見えてくるまで慎重に注水下で骨溝を形成する。

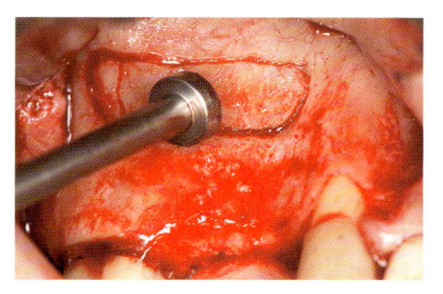

図3-2-10　骨壁をマレットで軽く追打し骨折させる。

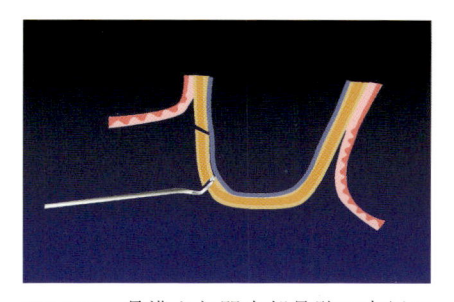

図3-2-11　骨溝より開窓部骨壁の内側にBOSTOME-IXY #2を挿入して、骨壁内側の上顎洞粘膜の剥離を注意深く行う。

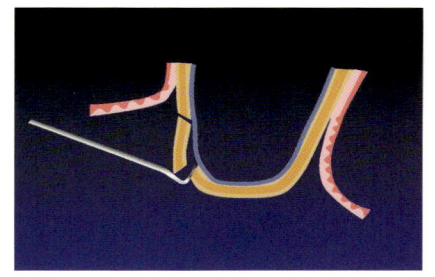

図3-2-12　全周にわたり骨壁内側の上顎洞粘膜の剥離を行い、骨壁を除去する。

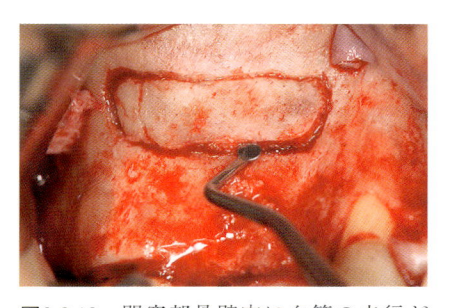

図3-2-13　開窓部骨壁内に血管の走行がみられる場合は、剥離を行う際に血管を損傷しないよう注意を要する。

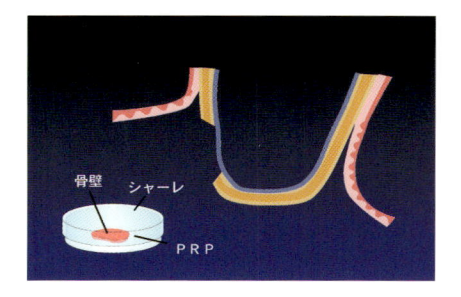

図3-2-14　骨壁は上顎洞粘膜から剥離し、自己血液（PRP）中に保存する。

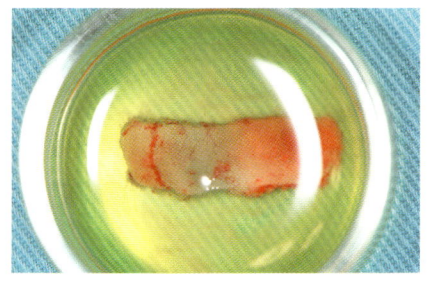

図3-2-15　採取した骨壁は、PPP（PRP）に浸して保存する。

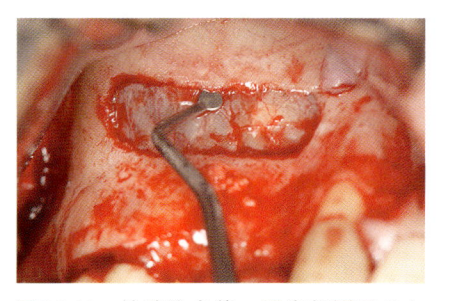

図3-2-16　骨壁除去後、開窓部周囲の上顎洞粘膜を剥離する。

69

3章　難易度別症例

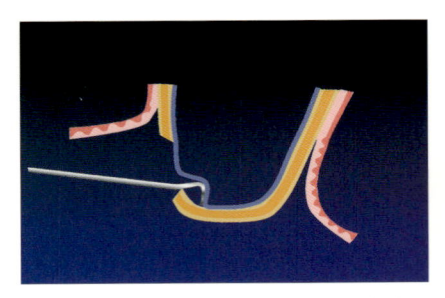

図3-2-17　BOSTOME-IXY #3を骨面にあてながら慎重に洞底部を剥離していく。

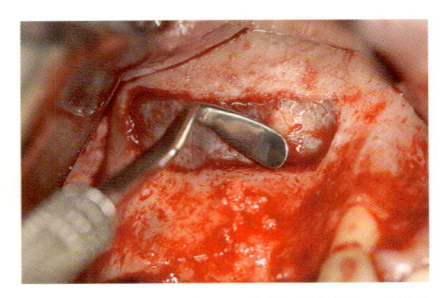

図3-2-18　BOSTOME-IXY#3(小)。開窓部周囲と洞底部の剥離に適している。

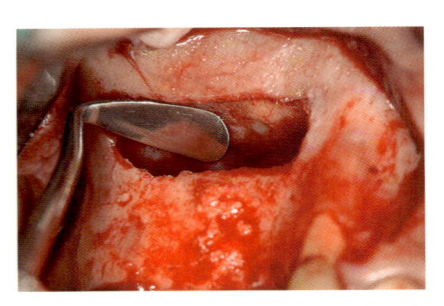

図3-2-19　BOSTOME-IXY #3(大)。鼻腔側の剥離に適している。

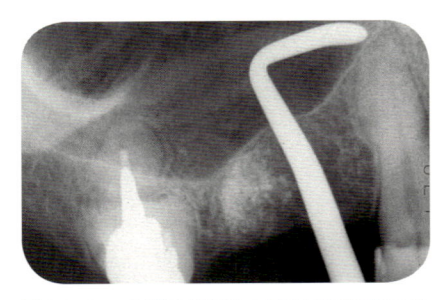

図3-2-20　上顎洞底近心部は直視下での剥離が困難で、穿孔させる危険がもっとも高い。BOSTOME-IXY#3の先端で上顎洞底の骨面を触診しながら、慎重に洞粘膜を剥離する。

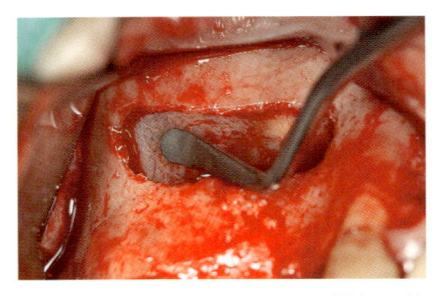

図3-2-21　BOSTOME-IXY #4(曲)の操作範囲内で遠心頬側壁および遠心洞底、鼻腔側の剥離を直視下で行う。

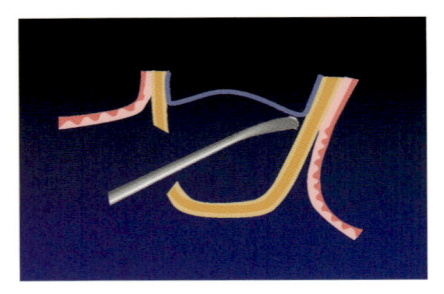

図3-2-22　BOSTOME-IXY #4(直)で鼻腔側の高い位置まで剥離する。

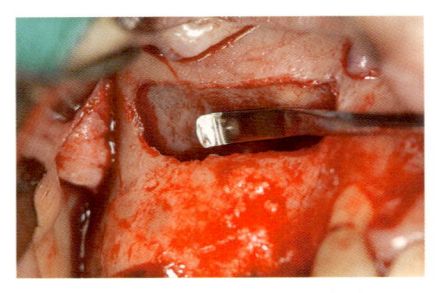

図3-2-23　BOSTOME-IXY #4(直)で上顎洞遠心および鼻腔側の剥離を十分に行う。

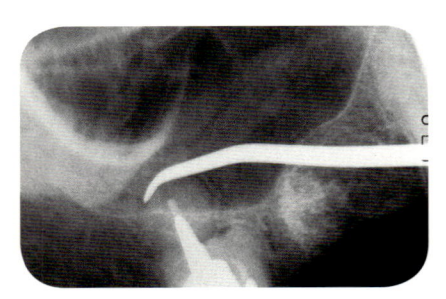

図3-2-24　BOSTOME-IXY #4の先端で上顎洞底の骨面を触診しながら、洞粘膜を上顎洞後壁まで剥離する。

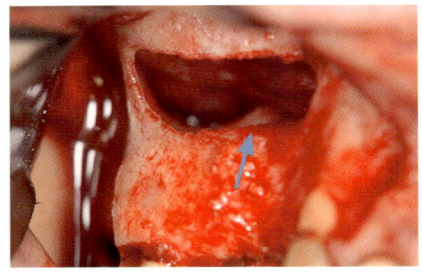

図3-2-25　鼻腔側の剥離を高い位置まで行い、骨を造成するスペースを確保する。歯根の形態に沿って洞底が突出しているのが確認できる(↑)。

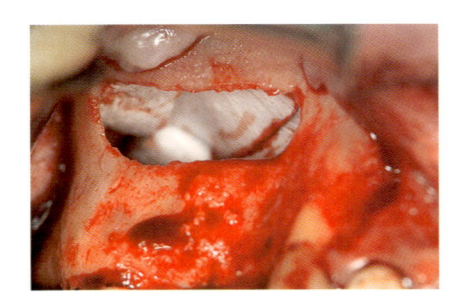

図3-2-26　上顎洞粘膜が薄く骨移植材料の保持が困難な場合は、裂開を防止するため予防的にテルダーミスを全周に敷いておく。

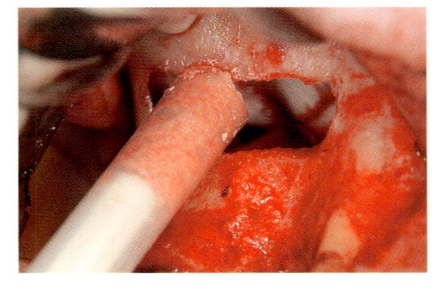

図3-2-27　骨移植材料をシリンジとインスツルメントを用いて洞内後方より塡塞する。

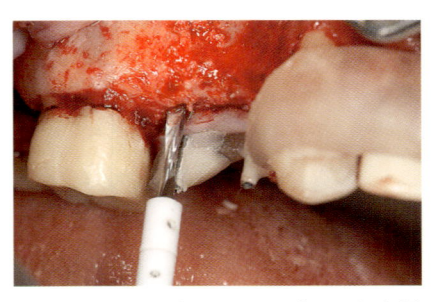

図3-2-28　サージカルテンプレートを用いて#16ドリルコントラでストッパーの位置までパイロットホールを形成する。

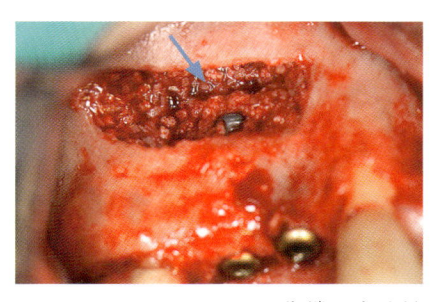

3章 2　難易度Ⅱ・上顎洞形態5-C型症例

図3-2-29　フィクスチャー先端に十分量の骨移植材料が存在しているか確認する。

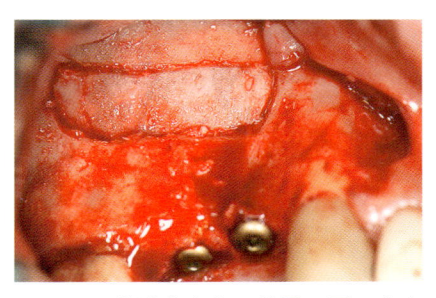

図3-2-30　骨壁をもとの位置に戻し安定させたのち、上顎洞を閉鎖する。

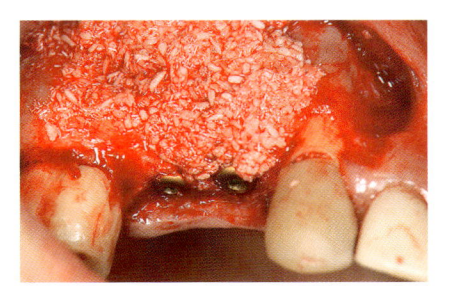

図3-2-31　インプラント周囲の骨量不足改善のためPRPと骨移植材料を填塞。

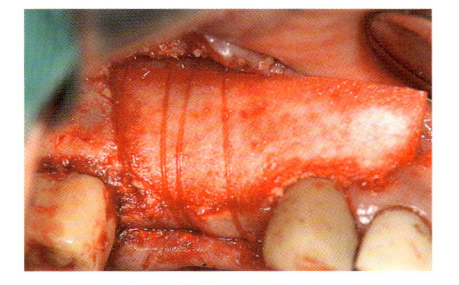

図3-2-32　骨移植材料と吸収性のメンブレンを用いたGBRを行う。メンブレンの固定は吸収性の縫合糸で骨膜縫合する。

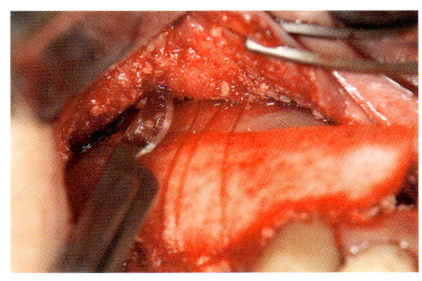

図3-2-33　ブレード15Cを用いて骨膜縫合部の上方で部分層弁切開（減張切開）を行う。

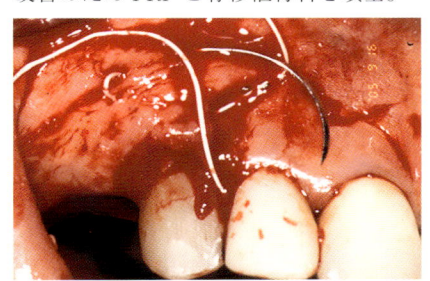

図3-2-34　インプラント周囲の骨再生のためのscaffold（足場）を粘膜骨膜弁で完全に閉鎖するために懸垂縫合する。

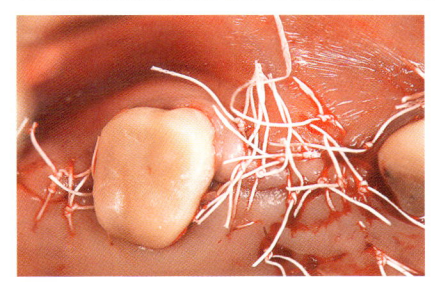

図3-2-35　水平および垂直マットレス縫合さらに単純縫合を組み合わせて緊張を与えないよう粘膜骨膜弁を閉鎖する。

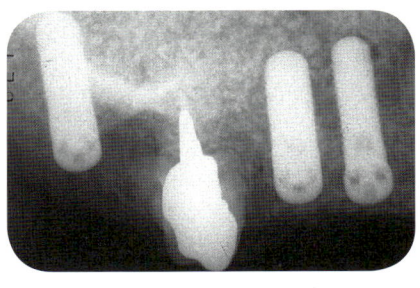

図3-2-36　術後のデンタルX線写真。上顎洞内に骨移植材料が死腔を残さず填塞されているのがわかる。

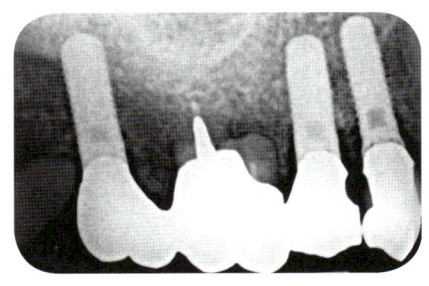

図3-2-37　術後2年6ヵ月デンタルX線写真。インプラント先端部に十分な造成骨が認められる。

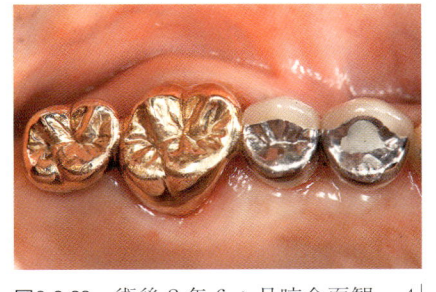

図3-2-38　術後2年6ヵ月咬合面観。4|はスクリュー固定の単冠修復で、|7 6 5|は天然歯を含む連結修復である。

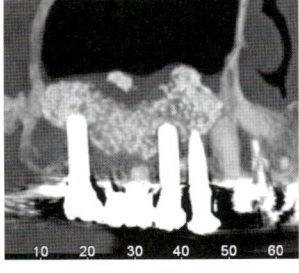

図3-2-39　術後2年6ヵ月のsagittal画像。インプラント先端上方に7〜10mmの骨移植材料が填入されている。上顎洞粘膜は近心壁から遠心壁まで隙間なく挙上されている。

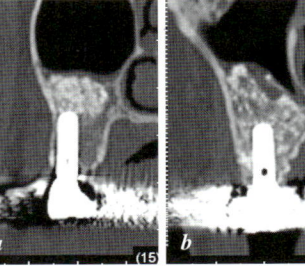

図3-2-40a〜c　coronal CT画像、非吸収性HA層が呼気圧による骨移植材料の吸収を防ぎ、リモデリングのためのスペースを確保している。

参考文献

1. Tarnow D, Elian N, Fletcher P, Froum S, Magner A, Cho SC, Salama M, Salama H, Garber DA. Vertical distance from the crest of bone to the height of the interproximal papilla between adjacent implants. J Periodontol. 2003; 74(12): 1785-1788.

3章3

難易度Ⅲ
上顎洞形態6-C 型症例

症例概要
年齢・性別：68歳、女性
初診：2004年8月
主訴：歯牙欠損による咀嚼障害
口腔内状態：7 5 4|3 4 5 7、
7 6 5|4 5 6 7欠損（7 5 4|インプラント埋入済み）
治療計画：|3 4 5にサンドウィッチサイナスフロアエレベーションと同時にGBRを伴うインプラント埋入を計画。

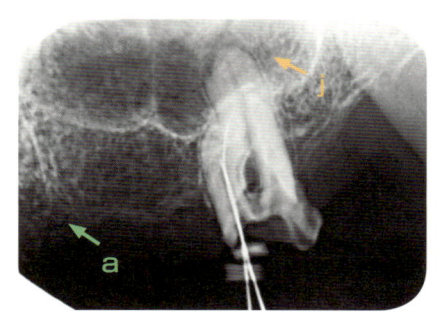

図3-3-1 術前デンタルX線写真。a：歯槽頂線（凹窩があり不明瞭である）。j：隣在歯根尖病変（あり）。

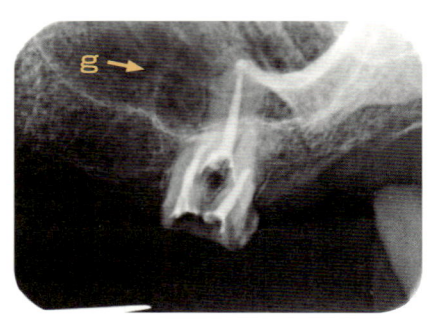

図3-3-2 隣在歯に根尖病変がある場合は、必ず術前に治療を終えておく。|5相当部に2〜3mmの隔壁（g）がある。側方開窓部に血管の走行はみられない。

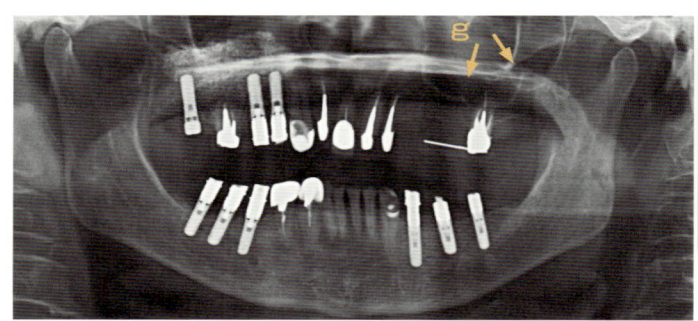

図3-3-3 術前パノラマX線写真。上顎洞内壁の距離は長く、|5 7部に隔壁（g）が存在する。|3部は上顎洞底までの距離がある。|4 5部は上顎洞底までの距離がないため、上顎洞底挙上術が必要であると判断した。

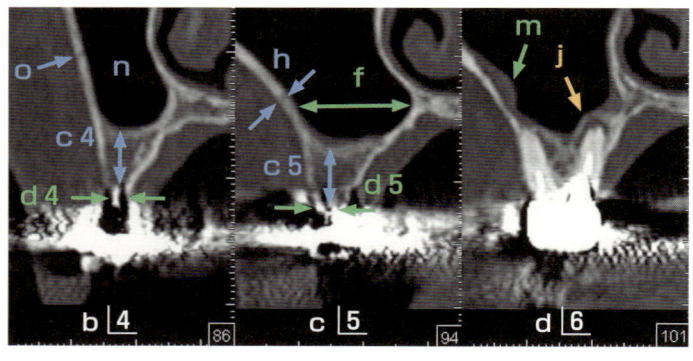

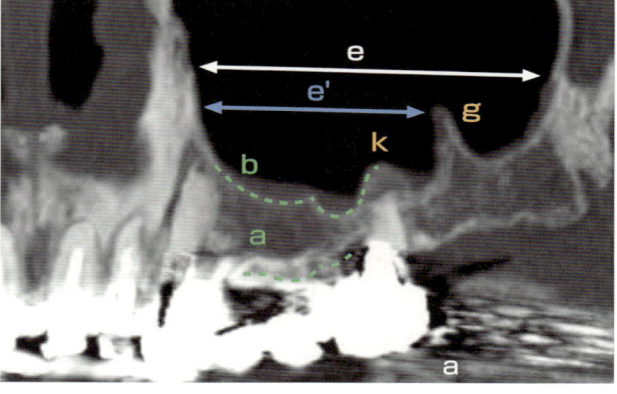

図3-3-4a〜d CT画像（a：sagittal、b, c, d：coronal）。a：歯槽頂線（不明瞭）。b：上顎洞底線（不明瞭）。c：上顎洞底-歯槽頂間距離（|4 8mm、|5 9mm）。d：頬舌的歯槽頂部骨幅（|4 3mm、|5 4mm）。e：上顎洞内壁の近遠心的距離（37mm、e' 24mm）注）。f：上顎洞幅径（19mm ZACライン25mm平面、開窓部）。g：上顎洞内隔壁の高さ（8mm）。h：側方開窓部骨壁の厚さ（2mm）。i：歯槽骨内病変（なし）。j：隣在歯根尖病変（|6 上顎洞底から1mm）。k：隣在歯根尖位置（|6 上顎洞に突出2.5mm）。l：CT値（D3）。m：上顎洞粘膜の肥厚（2mm）。n：上顎洞内病変（なし）。o：側方開窓部骨壁の血管（なし、血管は開窓部より上方に存在）。

表3-3-1　山道・糸瀬のX線診査による難易度別分類

診査部位	分類記号	診査項目	難易度Ⅰ	難易度Ⅱ	難易度Ⅲ	非適応
硬組織	a	歯槽頂線	明瞭	不明瞭	複雑	歯槽頂線と上顎洞底線の交通
	b	上顎洞底線	明瞭	不明瞭	複雑	歯槽頂線と上顎洞底線の交通または凹凸が顕著である
	c	上顎洞底-歯槽頂間距離	5mm以上 9mm未満（8mm）*	3mm以上 5mm未満	2mm以上 3mm未満	2mm未満
	d	頰舌的歯槽頂部骨幅	6mm以上	3mm以上 6mm未満（3mm）*	3mm未満	
	e	上顎洞内壁（挙上範囲）の近遠心的距離	26.5mm以上 29.5mm未満（e' 24mm）*	29.5mm以上 32.5mm未満（平均31.6mm）	32.5mm以上 35.5mm未満	
	f	上顎洞幅径	14.5mm以上 17.5mm未満	17.5mm以上 21.5mm未満（19mm）*	21.5mm以上 36.5mm未満	
	g	上顎洞内隔壁の高さ	なし	前頭方向5mm未満	前頭方向5mm以上または複数の隔壁がある（8mm）*	矢状方向に存在
	h	側方開窓部骨壁の厚さ	1mm以上 2.5mm未満（2mm）*	1mm未満	2.5mm以上	側方開窓部に骨が存在しない
	i	歯槽骨内病変	なし	不良肉芽の存在	囊胞	上顎洞と交通
	j	隣在歯根尖病変	なし	上顎洞底から2mm以上	上顎洞底から2mm未満（1mm）*	上顎洞と交通
	k	隣在歯根尖位置	問題なし	上顎洞内に突出2mm未満	上顎洞内に突出2mm以上3mm未満（2.5mm）*	上顎洞内に3mm以上突出
	l	CT値	D2	D3	D4	D5
軟組織	m	上顎洞粘膜の肥厚	なし	3mm未満（2mm）*	3mm以上 8mm未満	上顎洞内の1/3～1/2以上
	n	上顎洞内病変	なし			あり
	o	側方開窓部骨壁の血管	なし	直径2mm未満	直径2mm以上 3mm未満	直径3mm以上の血管が骨壁内を走行

＊（　）内は実際の測定値。

表3-3-2 山道・糸瀬のsagittal CT画像による上顎洞形態の分類

分類(型)	上顎洞内壁の近遠心的距離	上顎洞底‐歯槽頂間距離	隔壁の有無	アプローチ法
6	31.6mm 以上 (測定値37mm)*	5 mm 以上 9 mm 未満 (測定値8 mm)*	あり (測定値8 mm)*	同時法 2 walls method

＊( )内は実際の測定値。

表3-3-3 山道・糸瀬のcoronal CT画像による上顎洞形態の分類

分類(型)	上顎洞幅径	頬舌的歯槽頂部骨幅	側方開窓部骨壁の厚さ	アプローチ法
C	19.3mm 未満 (測定値19mm)*	5 mm 未満 (測定値3 mm)*	2.5mm 未満 (測定値2 mm)*	Trap door method または wall off method GBR あり

＊( )内は実際の測定値。

1）診査

|7 遠心部に8 mmの隔壁が存在するため、隔壁を利用した上顎洞粘膜の挙上を計画した。隔壁の遠心壁は、上顎洞粘膜剥離時に穿孔させる危険があるため、剥離は近心壁までとする。上顎洞内壁（挙上範囲）の距離は、形態の分類ではe：37mmとし、難易度判定では実際挙上する範囲の近遠心的距離e'：24mmとする。隣在歯（|6）には上顎洞底から2 mm以下の位置に根尖病変があり、術前に治療が必要となる。隣在歯の根尖は上顎洞内に2.5mm突出している。根尖遠心側の剥離は難易度が高い。

2）上顎洞形態の分類

CT画像（sagittal、coronal）の診査より、上顎洞の形態を分類する。sagittal画像の診査では、上顎洞内壁の近遠心的距離は測定値37mm、上顎洞底‐歯槽頂間距離は8 mm、隔壁ありで6型となる。coronal画像の診査では、上顎洞幅径がZACライン25mm平面の測定値19mm、頬舌的歯槽頂部骨幅3 mm、側方開窓部骨壁の厚さ2 mmでC型となる。したがって、上顎洞の形態は6-C型に分類され、アプローチ法は2 walls method、trap doorまたはwall off methodでGBRありのインプラント同時埋入が選択できる。本症例では、|7 隔壁までを挙上範囲とするため開窓は広めの1 wall off methodとした。

3）診査結果と難易度の判定

症例全体の判定は、診査項目の中で3つ以上の項目を満たした高いほうの難易度を選択する。また、この条件で難易度Ⅰと判定されるものでも、難易度ⅡとⅢの合計が3つ以上あれば難易度Ⅱとなる。ただし、3つ以上の項目を満たしていなくてもg：上顎洞内隔壁の高さ、m：上顎洞粘膜の肥厚、o：側方開窓部骨壁の血管、のうちの一つでも高い難易度を示せば、それが症例の難易度となる。難易度のチェックリストに従い、A～Oの15項目を判定した（表3-3-1）。難易度Ⅰが6項目、難易度Ⅱが6項目、難易度Ⅲが3項目であった。この症例は難易度Ⅲと判定される。

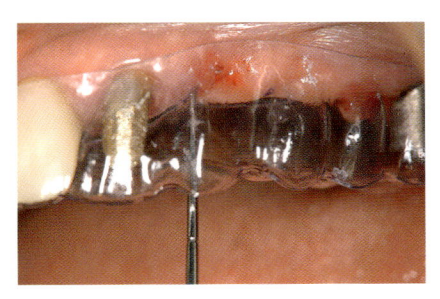

3 章 3　難易度Ⅲ・上顎洞形態6-C 型症例

図3-3-5　診断用 Wax up を行い、サージカルテンプレートを製作する。サージカルテンプレートをガイドにインプラント埋入位置と方向を決定する。

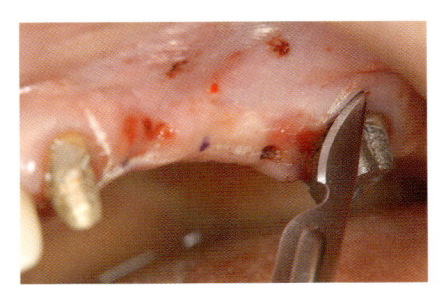

図3-3-6　埋入位置を外科用ペンで印記したのち、切開線のデザインを行い No.15c のブレードで遠心より切開を始める。

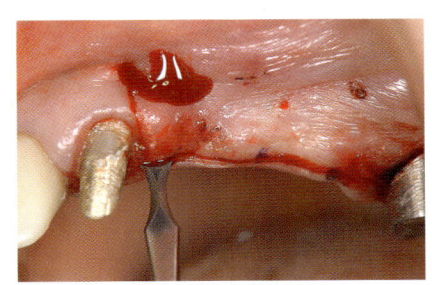

図3-3-7　トラペゾイダルフラップデザインで切開を行ったのち、ボーンチゼルでディープニングを行う。

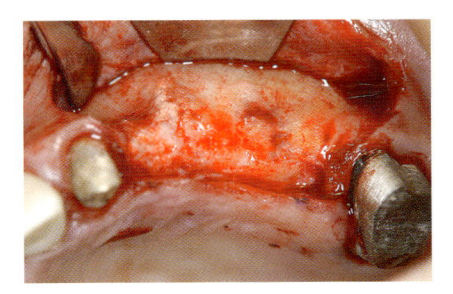

図3-3-8　粘膜骨膜を全層弁で剝離反転する。|3 4 5 部歯槽頂に抜歯窩とみられる凹窩が点在する。

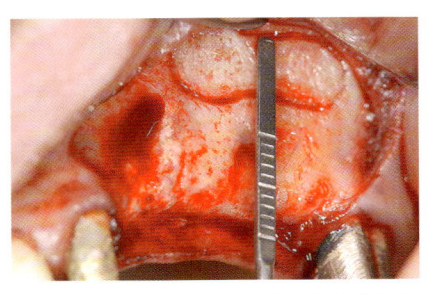

図3-3-9　インプラントの長さを考慮した術前の設計(開窓部の位置と大きさ)に従って骨溝形成を行う。

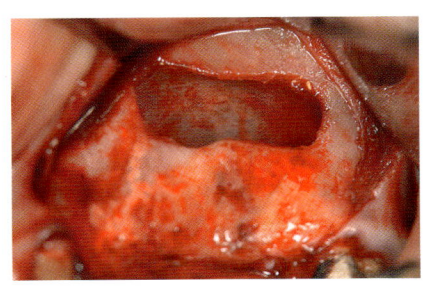

図3-3-10　上顎洞粘膜の剝離後、呼吸による上顎洞粘膜の動きを観察し、穿孔の有無を確認する。

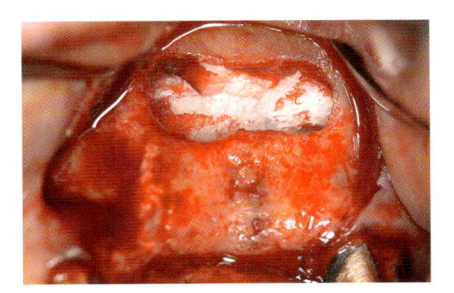

図3-3-11　上顎洞粘膜側(上方)に非吸収性 HA を一層塡塞する。

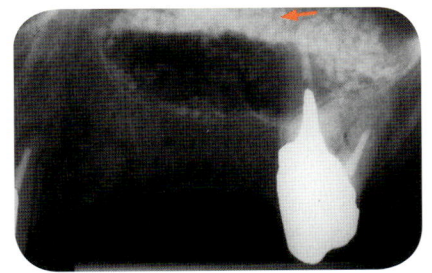

図3-3-12　非吸収性 HA(↓)塡塞後のデンタル X 線写真。不透過像の HA 層が認められる。

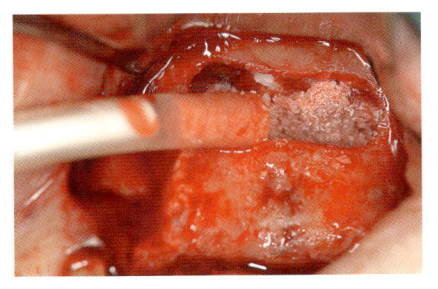

図3-3-13　コンポジットボーン(非吸収性 HA、吸収性 HA、吸収性骨移植材料と PRP を混ぜたもの)を後方壁より塡入する。

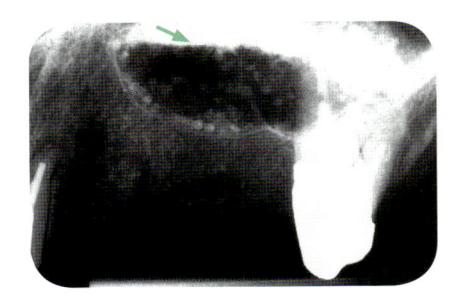

図3-3-14　非吸収性 HA 層の上にコンポジットボーン(↓)を塡塞したあとのデンタル X 線写真。

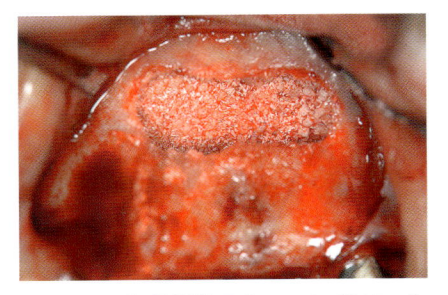

図3-3-15　非吸収性 HA、コンポジットボーンを層状に塡塞し、洞底部およびその周囲に吸収性の骨移植材料か自家骨を塡塞する。

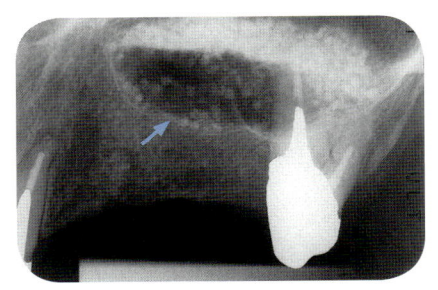

図3-3-16　吸収性骨移植材料(↑)塡塞後のデンタル X 線写真。上顎洞粘膜を挙上したスペースに各種骨移植材料が層状に塡塞されているのが認められる。

75

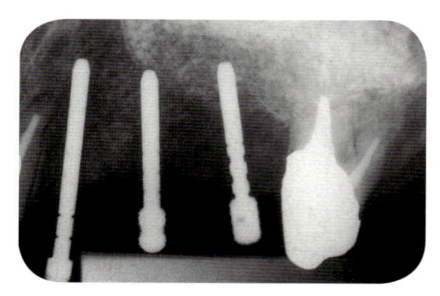

3章 難易度別症例

図3-3-17 #16 のパイロットドリル後、トライアルピンを挿入してインプラント窩の位置と方向を確認し、修正を加える。

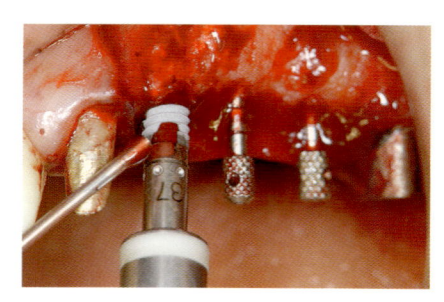

図3-3-18 犬歯、小臼歯部位では、インプラントネックの位置が骨縁下1mmになるようインプラントを埋入する。

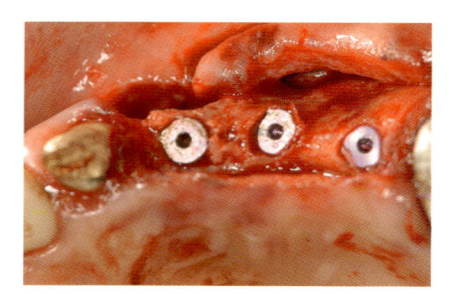

図3-3-19 骨幅が狭いため頬側骨に裂開がみられる。スキャロップ形態を誘導するためVRAが必要である。

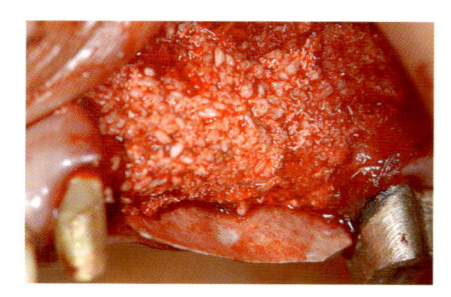

図3-3-20 隣接する天然歯の歯槽骨形態に則したコンポジットボーンの塡塞を行う。

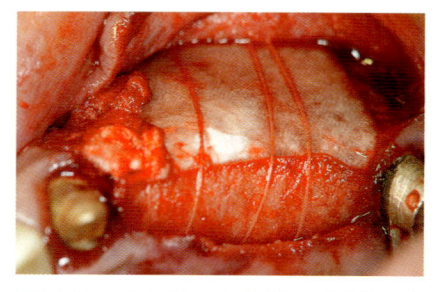

図3-3-21 メンブレンを用いてVRAを行う。吸収性縫合糸による骨膜縫合でメンブレンを固定する。

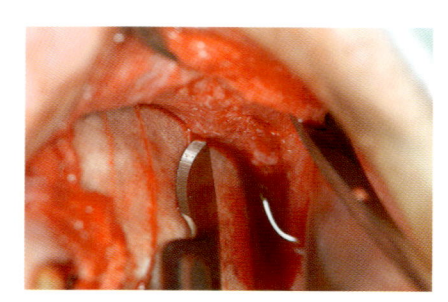

図3-3-22 メンブレンを骨膜縫合で固定したのち、15cブレードで減張切開を加える。

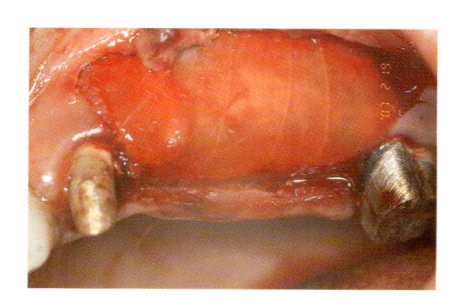

図3-3-23 粘膜骨膜弁と接合部粘膜の治癒促進のため、メンブレンおよび接合部をPPPジェルで覆う。

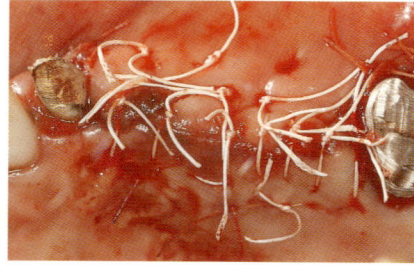

図3-3-24 垂直および水平マットレス・単純縫合にて、粘膜骨膜弁に緊張を与えないように縫合する。

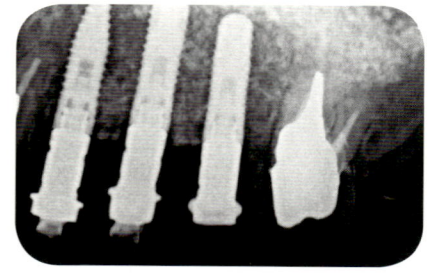

図3-3-25 術後10ヵ月でスクリュー固定によるプロビジョナルレストレーションを装着し、インプラント周囲骨の熟成を促す。

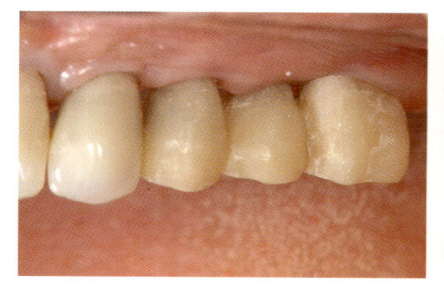

図3-3-26 プロビジョナルレストレーションによって咬合の安定をはかり、エマージェンスプロファイルの形態を誘導する。

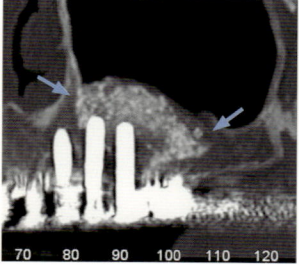

図3-3-27 術後1年 sagittal CT画像。上顎洞近心壁、|7 後方の隔壁の近心壁および挙上された上顎洞粘膜に囲まれたスペース（↓）に骨の造成が認められる。

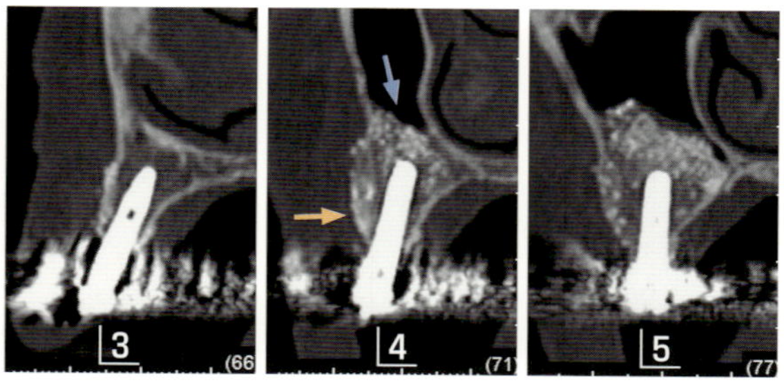

図3-3-28a〜c 上顎洞底部の既存骨と造成骨との境界が不明瞭となっている。インプラント先端部は7〜8mmの骨があり吸収されず安定している（↓）。GBRによりインプラント周囲の顎堤が増大されているのが観察される（→）。

76

4章

トラブルシューティング

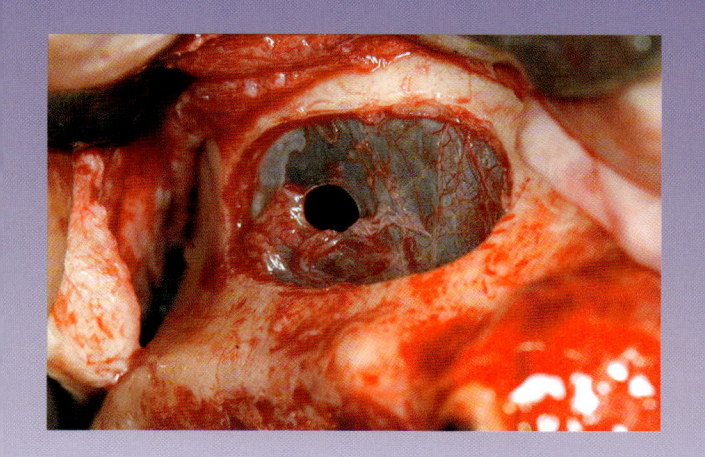

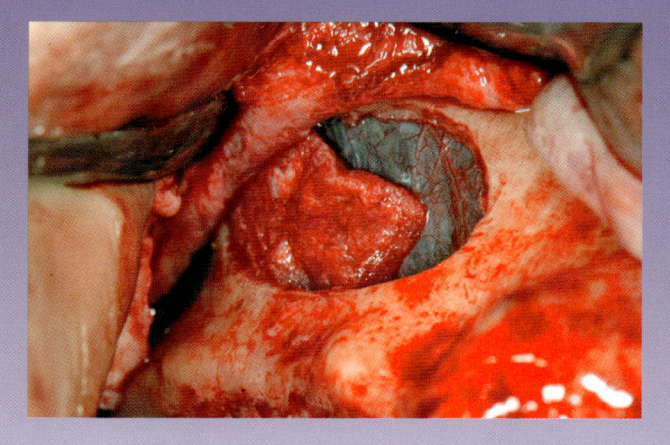

4章1

術中の偶発症

　サイナスフロアエレベーションは、全身管理下での手術を前提としており、ここでは全身的なトラブルについては省略する。サイナスフロアエレベーションを行ううえでのトラブルは、「術中の偶発症」、「術後の合併症」の2つに大きくに分けられる。

　本稿では、術中の偶発症について、症状、状況、原因、対処法の項目ごとに解説していく（**表4-1-1**）。術中の偶発症としては、1．上顎洞粘膜の裂開と2．血管の損傷の2つが挙げられる。上顎洞粘膜の裂開は、側方開窓部の骨溝形成時、上顎洞粘膜の剥離時、骨移植材料填入および同時法でのインプラント埋入時、上顎洞粘膜の穿刺時などに起こる。また、血管の損傷は、側方開窓部の骨溝形成時、側方開窓部骨壁の剥離時、上顎洞粘膜の剥離時などに起こる。

表4-1-1　術中の偶発症

症状	状況	原因	対処法
1．上顎洞粘膜の裂開	1）側方開窓部の骨溝形成時	上顎洞粘膜が薄い	・骨溝形成の設計を変更 ・裂開が2ヵ所以上なら手術中止
		上顎洞粘膜が肥厚している	
	2）上顎洞粘膜の剥離時	上顎洞粘膜が薄い	・手術中止
		上顎洞底に凹凸がある	・裂開の大きさによって異なる対処法 ①小さい（5×5mm²以下）：コラーゲン膜か自家骨で閉鎖 ②大きい（5×5mm²以上10×10mm²未満）：裂開部をPRPに浸したコラーゲン膜と自家骨で閉鎖 ③大きすぎ（10×10mm²以上）：手術中止
		隔壁がある	
		上顎洞粘膜の厚さが一定でない	
	3）骨移植材料填入および同時法でのインプラント埋入時	上顎洞粘膜が薄い	骨移植材料を排除し、裂開部を吸収性コラーゲン膜で被覆後、手術中止
		骨移植材料填入時およびインプラント埋入時の圧力のかけすぎ	骨移植材料をすべて排除、もしくはインプラント撤去後に手術中止
	4）上顎洞粘膜の穿刺時	上顎洞粘膜が肥厚している	穿刺部位を洗浄し、吸収性コラーゲン膜で被覆
			感染性の膿汁が確認された場合は、手術を中止し、経過観察または耳鼻咽喉科に紹介
2．血管の損傷	5）側方開窓部の骨溝形成時	開窓部骨壁が厚く、血管の走行が直視できない	電気メスまたはレーザーで止血
			骨溝形成の設計を変更
	6）側方開窓部骨壁の剥離時	血管が一部骨壁内を走行している	剥離できない場合はレーザーで止血し、一部剥離した骨壁を戻して開窓の設計を変更
			剥離できる場合は吸収性コラーゲン膜で損傷部を被覆し、止血する
	7）上顎洞粘膜の剥離時	血管の走行が確認しづらい	視野の確保ができないため手術中止

骨溝形成時：上顎洞粘膜が薄いもしくは肥厚している場合（図4-1-1、2）

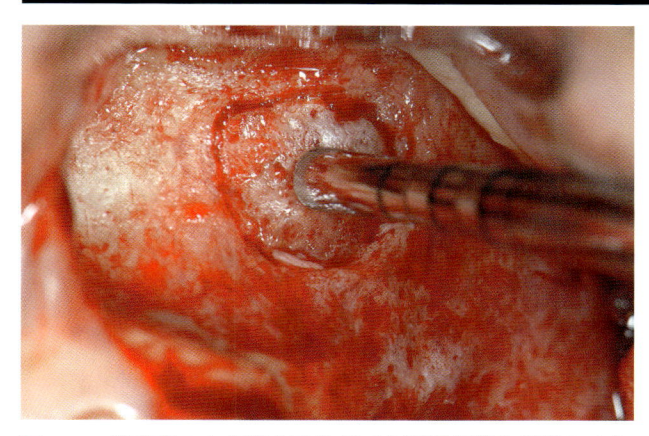

図4-1-1　開窓部の上方遠心隅角部で上顎洞粘膜を損傷させた。

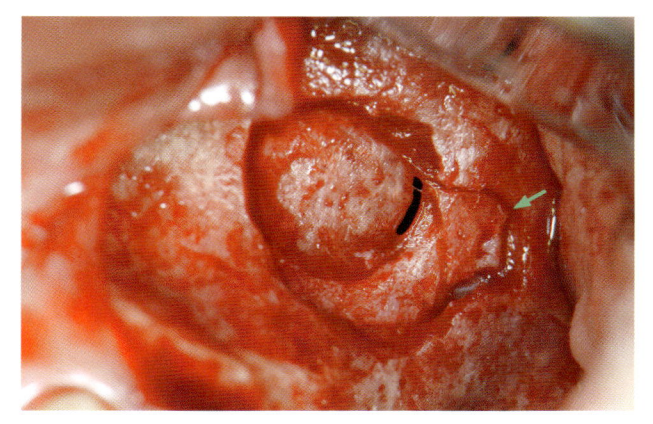

図4-1-2　穿孔部から3mm後方に骨溝形成の設計を変更し（↓）、開窓部骨壁除去後、上顎洞粘膜の剝離挙上へ移行する。

上顎洞粘膜剝離時：上顎洞粘膜が薄い場合（図4-1-3、4）

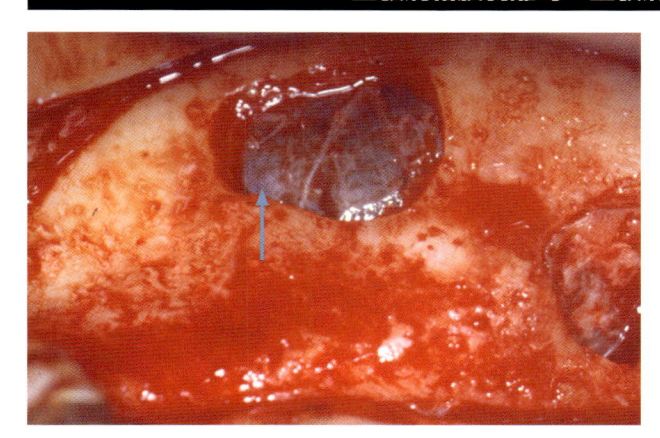

図4-1-3　網状の血管の走行もなく、上顎洞内が薄暗くみえる場合の上顎洞粘膜は（↑）、剝離子が触れただけで裂開を起こす。

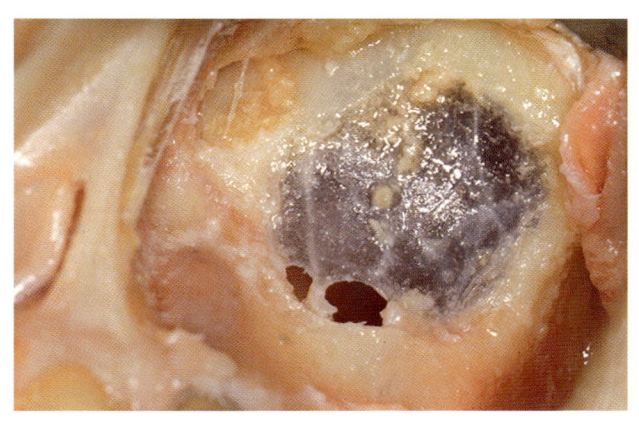

図4-1-4　上顎洞粘膜が非常に薄い例。

1　上顎洞粘膜の裂開

上顎洞粘膜の裂開は、以下の1）〜4）のような状況で発症する。

1）側方開窓部の骨溝形成時
2）上顎洞粘膜の剝離時
3）骨移植材料塡入および同時法でのインプラント埋入時
4）上顎洞粘膜の穿刺時

1）側方開窓部の骨溝形成時の裂開

・上顎洞粘膜が薄いもしくは肥厚している場合
原因：側方開窓部の骨溝形成時の裂開は、上顎洞粘膜が薄い場合や肥厚している場合に起こる。開窓部上方や遠心の視野の確保と器具の操作が困難である部位で発症しやすい（図4-1-1）[1, 2]。

対処法：開窓溝の位置を裂開を起こしていない部位に変更する。裂開が2ヵ所以上になれば、手術は中止する。骨溝形成時に裂開を起こさないためには、術前に開窓部骨壁の厚さを診査しておくことが必要となる（図4-1-2）。

2）上顎洞粘膜の剝離時の裂開

・上顎洞粘膜が薄い場合
原因：上顎洞粘膜が薄かったため（0.3mm以下）、剝離時に裂開が起こった（図4-1-3、4）。
対処法：手術を中止する。

4章　トラブルシューティング

裂開が小さい場合（5×5 mm² 以下）その1（吸収性コラーゲン膜を使用）（図4-1-5a～h）

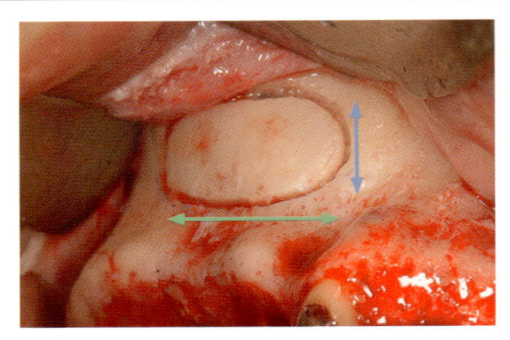

図4-1-5a　開窓部の大きさは高さ10mm（↕）、幅14 mm（↔）である。通常、開窓部の大きさは高さ7 mm 幅、12mm 以上が望ましい。

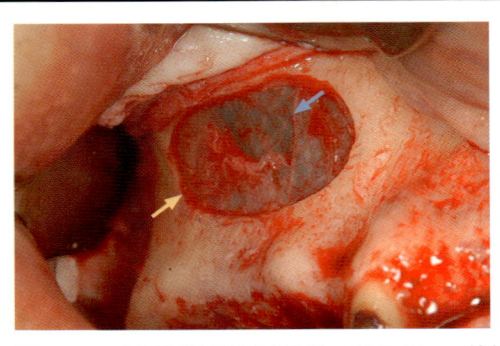

図4-1-5b　上顎洞粘膜の厚さが一定でない。線維性組織が多くみられる部位は厚く（↑）、上顎洞の内面が透けて見える部位は薄い（↓）。

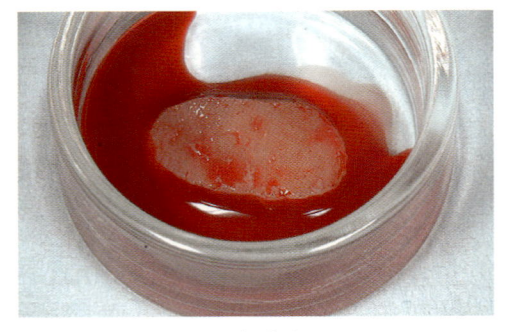

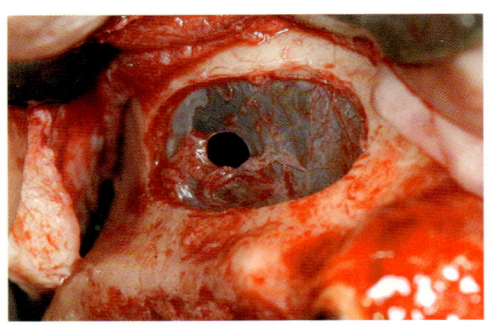

図4-1-5c　開窓部骨片はPRPの中で保存する。

図4-1-5d　裂開の大きさは5×5 mm² 以下であり、小さい裂開として対処する。

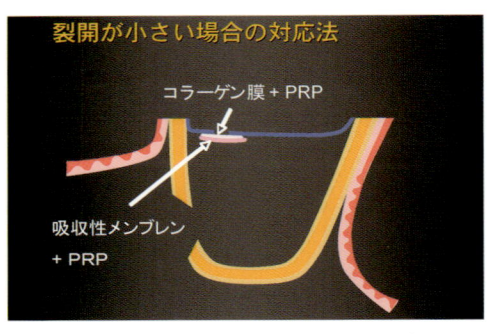

図4-1-5e　PRPに浸したコラーゲン膜で裂開部を被覆し、さらに吸収性メンブレンを置き、骨移植材料を填塞する。

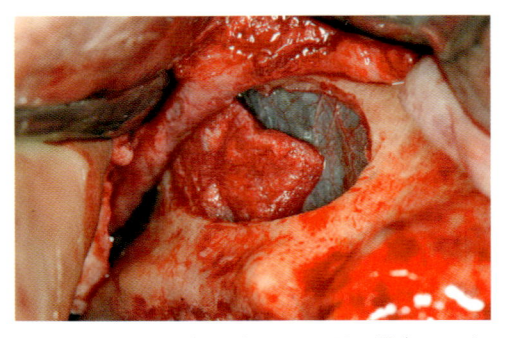

図4-1-5f　PRPに浸したコラーゲン膜（テルダーミス単層）で裂開した部位を被覆する。

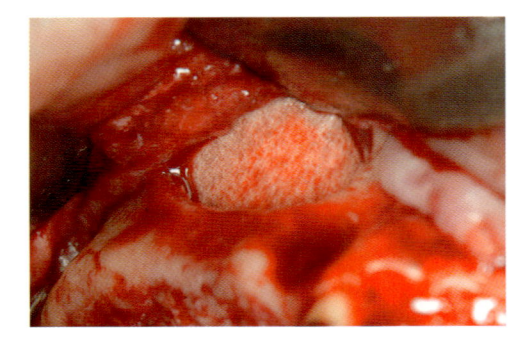

図4-1-5g　コラーゲン膜の上に吸収性メンブレンを設置する。

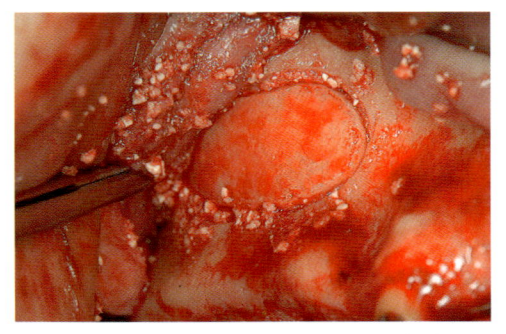

図4-1-5h　上顎洞内にPRPと混和した各種骨移植材料を層状に填塞したのち、開窓部の骨壁をもとの位置に戻す。

裂開が小さい場合（5×5 mm² 以下）その 2（自家骨：開窓部骨壁を使用）（図4-1-6a〜d）

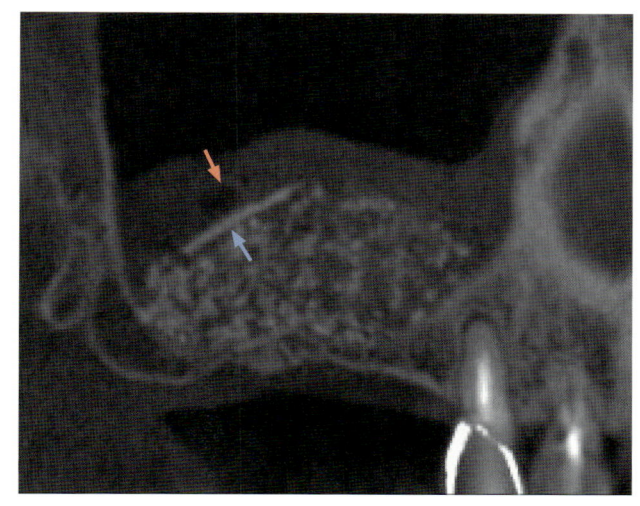

図4-1-6a　上顎洞粘膜剥離時に上顎洞粘膜を穿孔した。歯槽骨幅が 6 mm 以上で頬側部に GBR が必要でない場合は、自家骨（開窓部骨壁）を利用して裂開部の閉鎖を行う。裂開の広さは 5×5 mm² 未満で、自家骨（開窓部骨壁）（↑）を用いて裂開部（↓）を閉鎖した。術後 2 日目の sagittal CT 画像で術後性の上顎洞粘膜の肥厚の中に裂開した痕跡がみられる（↓）。

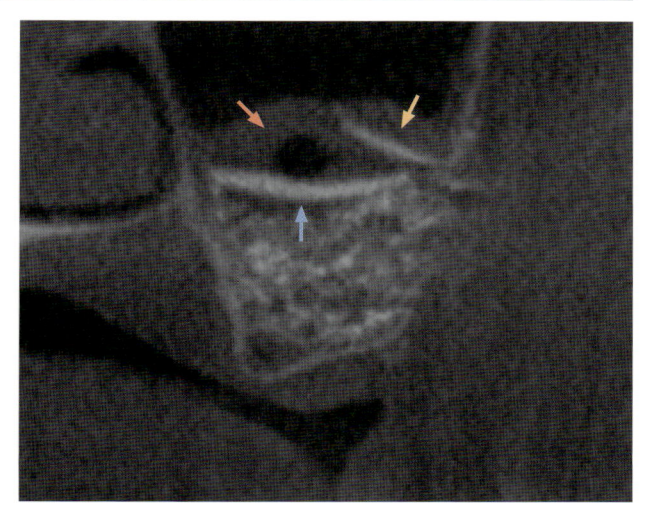

図4-1-6b　術後 2 日目の coronal CT 画像。挙上範囲が広いため頬側骨壁を 2 ヵ所開窓した。近心は wall off method、遠心は骨壁が薄いため trapdoor method（↓）を行った。術中、上顎洞粘膜の裂開が認められたため、取り外した近心の骨壁を遠心裂開部の閉鎖に用いた。骨壁により確実に閉鎖されたため骨移植材料の上顎洞内の散乱は認められない。鼻出血は手術当日の 1 回のみであった。

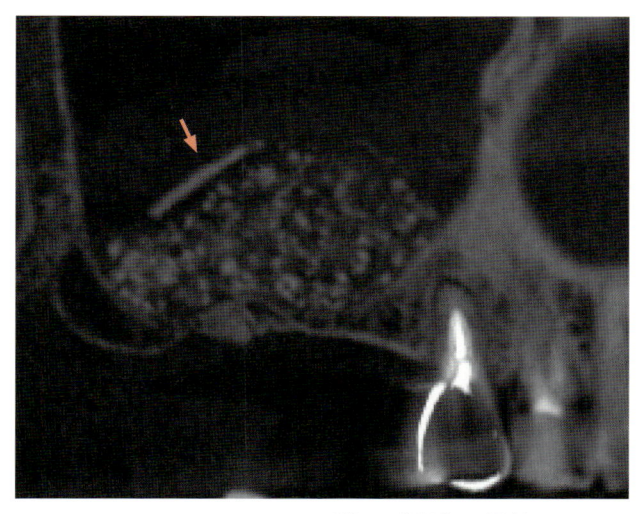

図4-1-6c　10日の sagittal CT 画像。裂開部は閉鎖している（↓）。

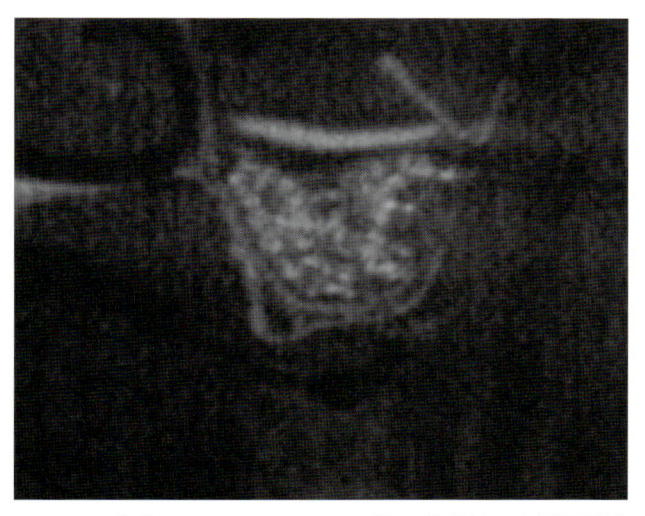

図4-1-6d　術後10日の coronal CT 画像。術後性の上顎洞粘膜の肥厚がみられる。骨移植材料の上顎洞内への散乱は認められない。

・裂開が小さい場合（5×5 mm² 以下）その 1（吸収性コラーゲン膜を使用）

原因：上顎洞粘膜の厚さが一定でない（図4-1-5b）。

対処法：裂開が 5×5 mm² 以下で、上顎洞粘膜に異常がなければ、裂開を吸収性のコラーゲン膜や自家骨を用いて閉鎖し、挙上する範囲を設計よりも小さくする（図4-1-5f）。

・裂開が小さい場合（5×5 mm² 以下）その 2（自家骨：開窓部骨壁を使用）

原因：上顎洞底部に凹凸がある。

対処法：自家骨（開窓部骨壁）を利用して裂開部の閉鎖を行う（図4-1-6）。

裂開が大きい場合（5×5mm² 以上10×10mm² 未満）（図4-1-7a～j）

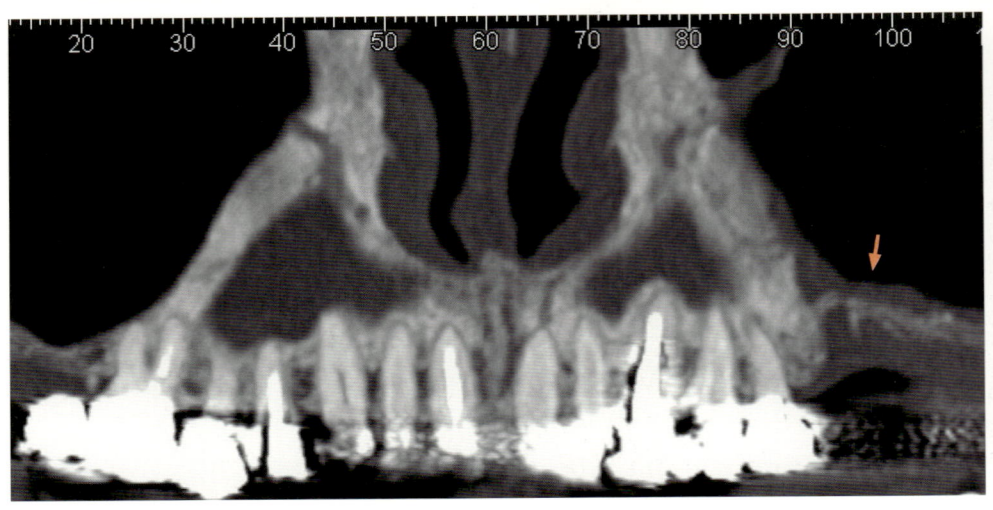

図4-1-7a　術前のCT画像。上顎洞粘膜の厚さが一定でなく、抜歯窩の治癒不全がみられる（↓）。

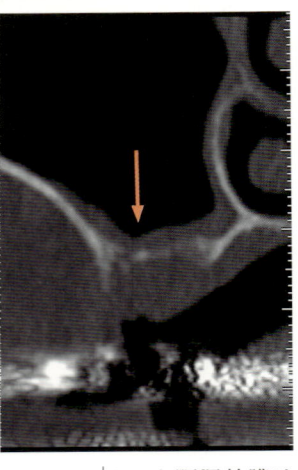

図4-1-7b　|6。上顎洞粘膜は約2mm程度の肥厚が認められ、一部抜歯窩との交通が疑われる（↓）。

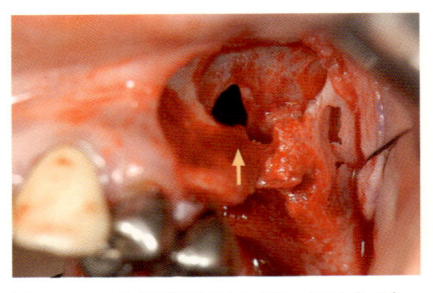

図4-1-7c　上顎洞粘膜の薄い部分と厚い部分との境界で、5×5mm²以上10×10mm²未満の裂開が生じた（↑）。呼吸のたびに裂開は拡大せず安定している。

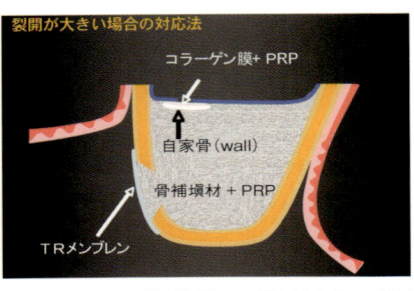

図4-1-7d　上顎洞粘膜の裂開が大きい場合、裂開部をPRPに浸したコラーゲン膜（テルダーミス）で閉鎖し、上顎洞粘膜が呼吸と同時に動くのを確認したのち、その上に開窓部骨壁（自家骨）を設置する。PRPと混和した各種骨移植材料を塡入する際には上顎洞粘膜に圧を加えないように配慮する。頰側開窓部の閉鎖にはTRメンブレンを用いて骨膜の侵入を防ぎ、augmentationを行う。

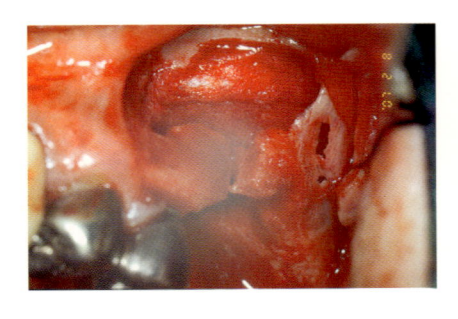

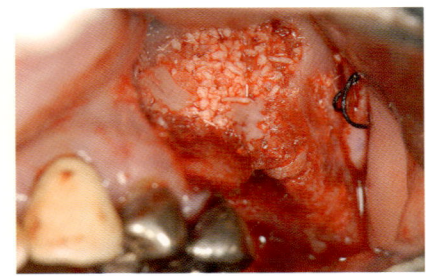

図4-1-7e　裂開部をPRPに浸したテルダーミスで閉鎖した後、その上を開窓部骨壁で被覆、上顎洞粘膜をコラーゲン膜で覆った。

図4-1-7f　上顎洞粘膜裂開部を開窓部骨壁で閉鎖してコラーゲン膜で覆ったのち、上顎洞内のaugmentationを行った。

・裂開が大きい場合（5×5mm²以上10×10mm²未満）
原因：上顎洞粘膜の厚さが一定でない（図4-1-7a）。
対処法：裂開が5×5mm²以上10×10mm²未満の場合で、下記の条件を満たした時のみ、裂開部をPRPに浸したコラーゲン膜（テルダーミス）と自家骨で閉鎖する対処法を行う（図4-1-7d）。

①上顎洞粘膜の厚みが0.5～0.8mmの正常値で粘膜の肥厚がない。
②呼吸のたびに裂開の範囲が拡大しない。
③開窓部骨壁よりも裂開が小さい（裂開部を閉鎖するためには、裂開部の1.5倍以上の開窓部骨壁が必要）。
注意：trap door法での術中に5×5mm²以上の裂開を

図4-1-7g 術後5日のCT画像。上顎洞粘膜の裂開部を覆っている開窓部骨壁を確認できる(↓)。骨移植材料は上顎洞内に散乱していないため、裂開部は閉鎖されていることがわかる。また、術後性の上顎洞粘膜の炎症による肥厚がみられる。

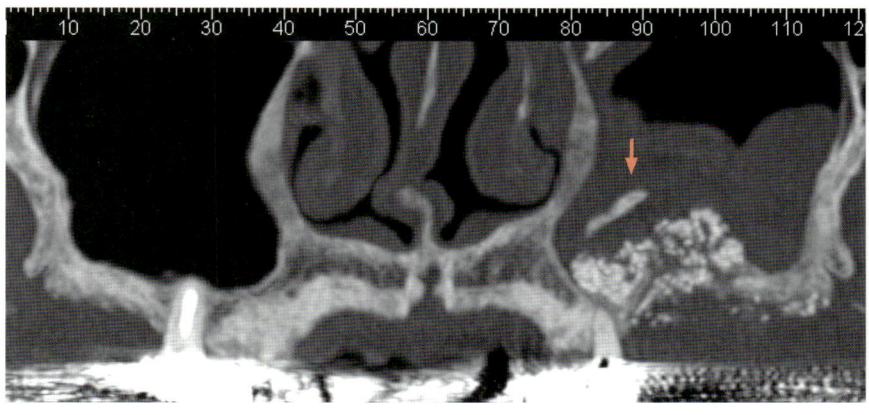

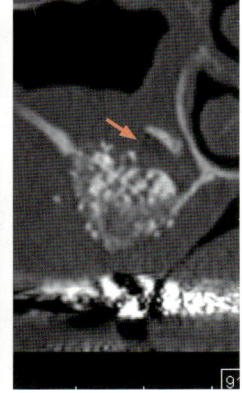

図4-1-7h 裂開部を覆った開窓部骨壁と骨移植材料との間には上顎洞粘膜を保護するためのコラーゲン膜が存在している(↓)。

図4-1-7i 術後2ヵ月のCT画像。術後性の上顎洞粘膜の肥厚は消退している。骨移植材料は上顎洞内に散乱せず一塊で安定した形態を保っている。

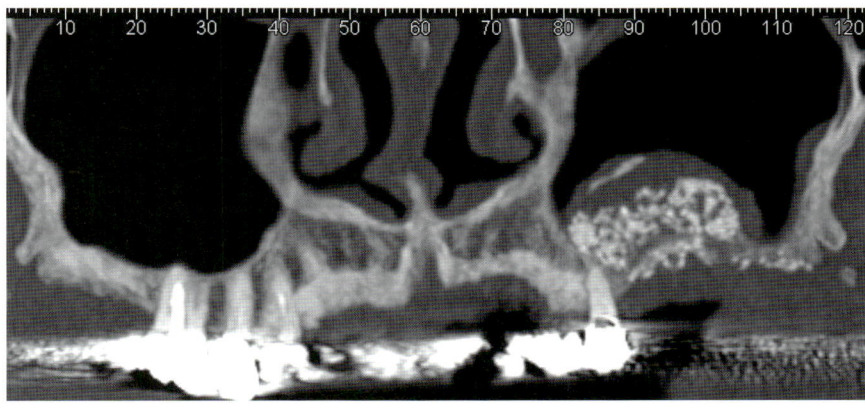

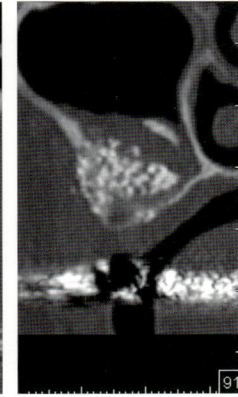

図4-1-7j 裂開部を塞いだ開窓部骨壁は2ヵ月後も位置を変えることなく存在している。

裂開が大きすぎる場合(10×10mm²以上)(図4-1-8a、b)

図4-1-8a 上顎洞粘膜の裂開が10×10mm²以上で、開窓部と同じ大きさである。手術を中止し術後の合併症を予防する処置が必要となる。

図4-1-8b 手術を中止して、開窓部にPRPに浸した吸収性メンブレンをおき、その上に開窓部骨壁を上顎洞内に迷入させないように戻す。骨壁の上にPRPに浸したコラーゲン膜を敷いてPPPジェルで覆い、骨壁を安定させ周囲骨との接合を促進させる。

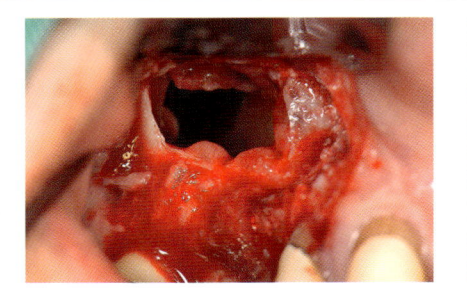

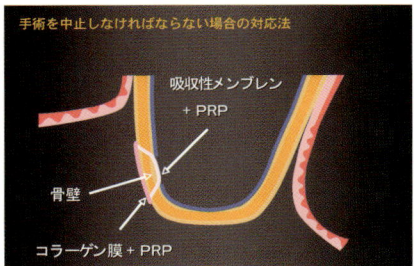

起した場合は、裂開部を閉鎖するための開窓部骨壁の剝離が困難となるため手術を中止する。

・裂開が大きすぎる場合(10×10mm²以上)
原因:上顎洞粘膜が薄く(0.3mm以下)剝離時に穿孔した裂開部が呼吸のたびに広がったため(図4-1-8a)。
対処法:上顎洞粘膜剝離・挙上時に、

1.裂開が10×10mm²以上
2.trap door法で裂開が5×5mm²以上
3.裂開が5×5mm²以上で上顎洞粘膜が非常に薄いなどの状況になった場合には手術を中止し、術後の合併症を予防するため開窓部を閉鎖しなければならない(図4-1-8b)。

骨移植材料填入時およびインプラント埋入時に圧力をかけすぎた場合（図4-1-9）

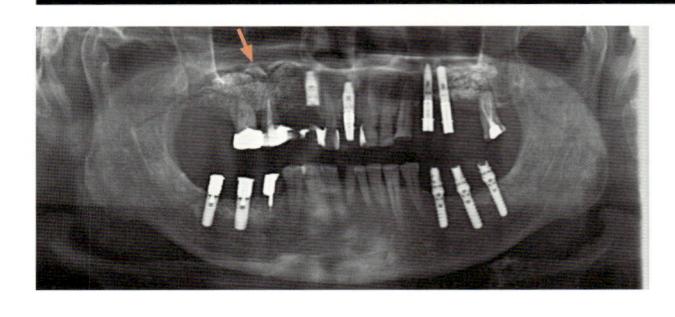

図4-1-9 術中のパノラマX線写真。5┃相当部に上顎洞粘膜の穿孔が認められる（↓）。

肥厚した上顎洞粘膜内の貯留物確認のための穿刺で裂開した場合（図4-1-10a〜f）

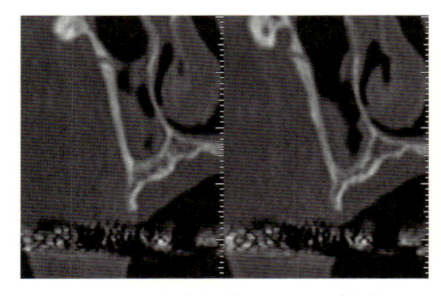

図4-1-10a 小臼歯部位は上顎洞粘膜の肥厚が複雑で、貯留性の滲出液の存在が疑われる。

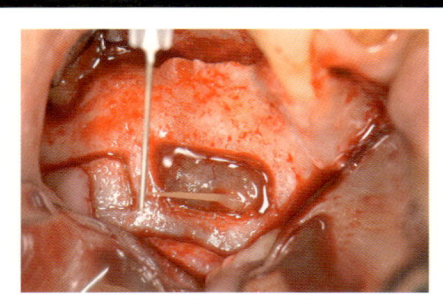

図4-1-10b 注射針を用いて滲出液を抽出し、穿刺部を薬液で洗浄する。

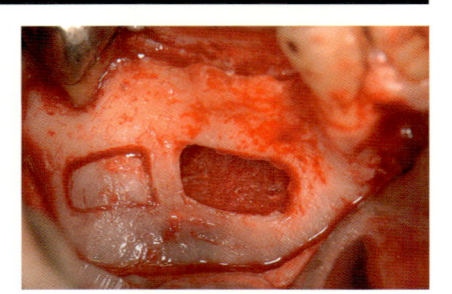

図4-1-10c 穿刺後は上顎洞粘膜を保護するため全周にわたり吸収性コラーゲン膜を置く。剝離挙上は必要最小限とする。

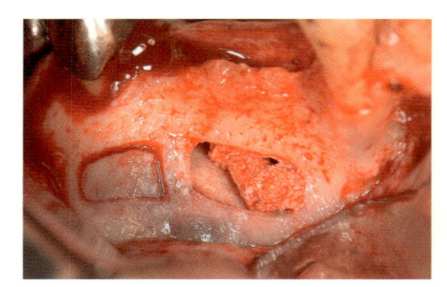

図4-1-10d コラーゲン膜で上顎洞粘膜を保護したのち、骨移植材料を填入する。

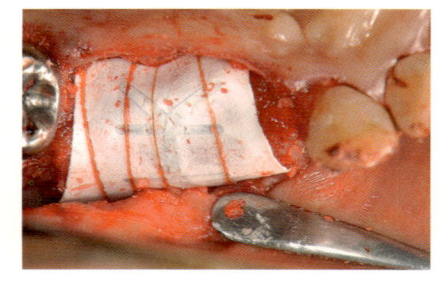

図4-1-10e 骨壁を開窓部に戻したのち、開窓部骨壁の安定と歯槽堤の増大を目的としたGBRを行った。

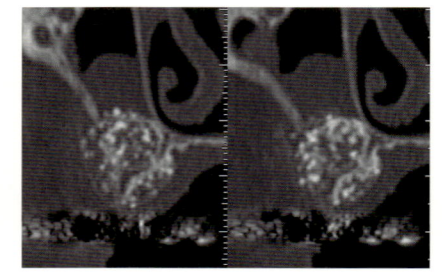

図4-1-10f 上顎洞粘膜は垂直的に10mm挙上されている。6ヵ月後のインプラント埋入時に再度CT画像で診査する。

3）骨移植材料填入および同時法でのインプラント埋入時の裂開

　上顎洞粘膜を剝離し、骨移植材料を填入する際、上顎洞粘膜の一部分に集中的に圧力がかかると上顎洞粘膜が裂開し、骨移植材料が上顎洞内に散乱する。また、上顎洞粘膜の挙上量が不十分であると、インプラント埋入時に上顎洞粘膜を穿孔させる危険がある。

原因：骨移植材料填入時およびインプラント埋入時に圧力をかけすぎた（図4-1-9）。

対処法：骨移植材料をすべて排除し、インプラント埋入後であればインプラントを撤去し、手術を中止する。

4）上顎洞粘膜の穿刺時の裂開

　上顎洞粘膜の肥厚があり、貯留性の滲出液を認める場合は、上顎洞粘膜を穿刺し滲出液を排出させ薬液で洗浄する。穿刺した穴は小さく、すぐに閉鎖するが、上顎洞粘膜は肥厚のため脆弱になっているため、全周にわたって吸収性コラーゲン膜を置き、上顎洞粘膜を保護したのち、骨移植材料を填入する。

原因：肥厚した上顎洞粘膜内の貯留物確認のための穿刺で裂開した（図4-1-10b）。

対処法：穿刺部位を洗浄し、吸収性コラーゲン膜で広範囲に被覆する（図4-1-10d）。

開窓部骨壁が厚く、血管の走行が直視できない場合（図4-1-11a〜c）

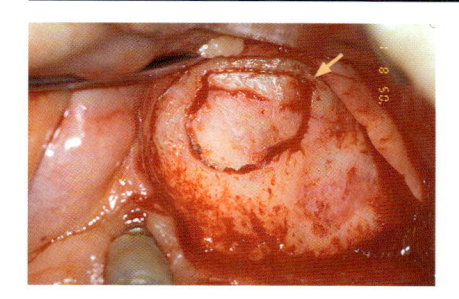

図4-1-11a　骨溝形成時に上方遠心隅角（↓）で血管を損傷させてしまい、出血がみられた。

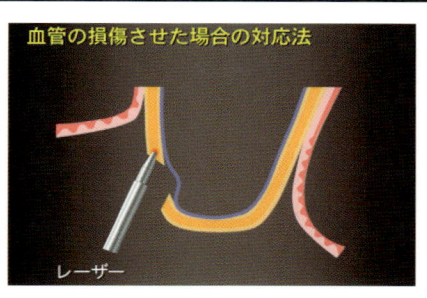

図4-1-11b　血管を損傷させた場合の対処法。

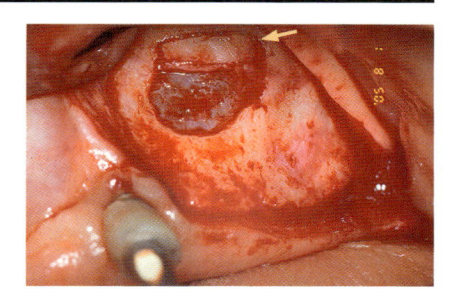

図4-1-11c　レーザーで止血したのち、骨溝形成の設計を変更した（←）。血管を損傷させた部位より2mm下方に骨溝を形成し、開窓部骨壁を剥離した。

血管が一部骨壁内を走行している場合（図4-1-12a、b）

図4-1-12a　術前デンタルX線写真。開窓部にφ2〜3mmの血管の走行が確認できる（↑）。

図4-1-12b　血管の一部が頬側骨壁内を走行していたため、骨壁剥離時に遠心側の血管を損傷させ、出血した。骨壁開窓時に血管を損傷させた場合の対処法の手順に沿って止血した後、PRPに浸した吸収性コラーゲン膜で保護した（↑）。

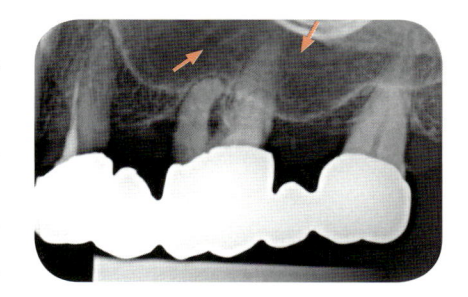

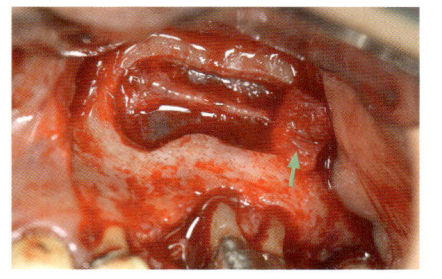

2　血管の損傷

頬側骨に骨溝の形成を行い、骨壁を開窓して上顎洞にアプローチする際に、上歯槽動脈を損傷させる危険性がある。骨溝形成時に骨壁内を走行する血管を損傷させた場合は、レーザーで止血したのち、骨溝形成の設計を変更する。骨壁開窓時に血管を損傷させた場合は、レーザーで止血したのち、吸収性コラーゲン膜（テルダーミス）とPRPで損傷部を保護する。

5）側方開窓部の骨溝形成時の血管の損傷

原因：開窓部骨壁が厚く、血管の走行が直視できない。

対処法：粘膜骨膜弁または生理食塩水に浸したガーゼで出血部を圧迫したのち、レーザーや電気メスを使用して止血する。その後、血管を損傷させた骨溝形成部に骨移植材料を填塞する。開窓部の骨溝形成は、血管損傷部をさけた設計に変更する（図4-1-11c）。

6）側方開窓部骨壁の剥離時の血管の損傷

原因：血管が一部骨壁内を走行している（図4-1-12a）。

対処法：剥離した骨壁を戻し、粘膜骨膜弁または生理的食塩水で圧迫し、ある程度止血した後、骨壁を外し血管の損傷部を確認する。損傷部にレーザーを照射し、止血ができたら吸収性コラーゲン膜（テルダーミス）とPRPで損傷部を保護する（図4-1-12b）。

7）上顎洞粘膜の剥離時の損傷

原因：血管の走行が確認しづらい。

対処法：視野の確保ができないため、開窓部骨壁を戻し、止血後手術を中止。

参考文献

1. Wannfors K, Johansson B, Hallman M, Strandkvist T. A prospective randomized study of 1- and 2-stage sinus inlay bone grafts: 1-year follow-up. Int J Oral Maxillofac Implants. 2000;15(5):625-632.

2. Khoury F. Augmentation of the sinus floor with mandibular bone block and simultaneous implantation: a 6-year clinical investigation. Int J Oral Maxillofac Implants. 1999;14(4):557-564.

4章 2

術後の合併症

　サイナスフロアエレベーションは全身管理下での手術を前提としており、ここでは全身的なトラブルについては省略する。サイナスフロアエレベーションを行ううえで起り得るトラブルは、「術中の偶発症」、「術後の合併症」の2つに大きくに分けられる。本稿では、術後の合併症について、症状、原因、対処法の項目ごとに解説していく（表4-2-1）。

　術後の合併症としては、1.鼻出血と2.感染の2つが挙げられる。鼻出血は、術直後および翌日に起こることが多い。また、感染は、上顎洞および頬側骨壁に起こることが多い。

表4-2-1　術後の合併症

症状	時期および部位	原因	対処法
1．鼻出血	1）手術直後の鼻出血	上顎洞粘膜の裂開	骨移植材料の除去・洗浄および投薬
	2）手術翌日の鼻出血	上顎洞粘膜の裂開 上顎洞肥厚粘膜の自潰	骨移植材料の除去・洗浄および投薬
2．感染	3）上顎洞炎	上顎洞粘膜肥厚部からの粘液性内容物の流出	骨移植材料の除去・洗浄および投薬
		上顎洞粘膜の裂開 上顎洞肥厚粘膜の自潰	骨移植材料の除去・洗浄および投薬
	4）頬側骨壁の腐骨	側方開窓部に戻した骨壁の動揺	頬側骨壁と骨移植材料の除去、吸収性メンブレンの設置・洗浄および投薬
		上顎洞粘膜の動揺	

鼻出血が30分から1時間経っても止まらない場合（図4-2-1a～d）

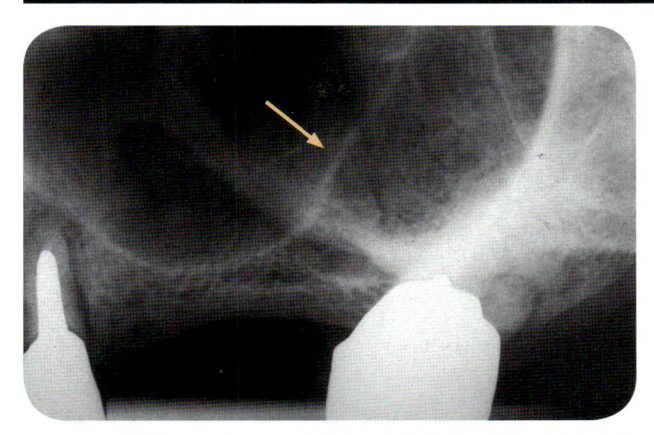

図4-2-1a　術前デンタルX線写真。上顎洞開窓部に隔壁が認められる（↓）。

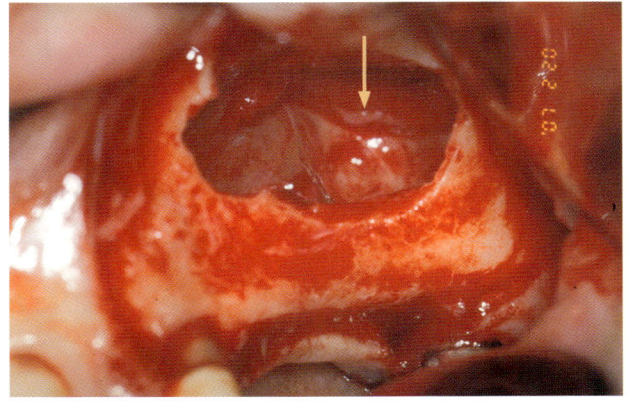

図4-2-1b　上顎洞開窓部に鋭利な隔壁が認められる（↓）。隔壁部の上顎洞粘膜の剥離は裂開を起こしやすい。

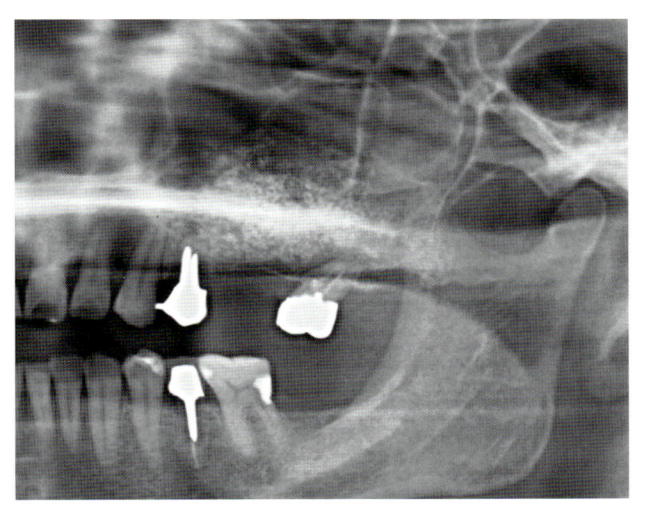

図4-2-1c　術直後に鼻出血を確認したため、パノラマX線写真を撮影した。挙上した上顎洞粘膜と上顎洞との境界が不明瞭で骨移植材料の散乱が認められる。

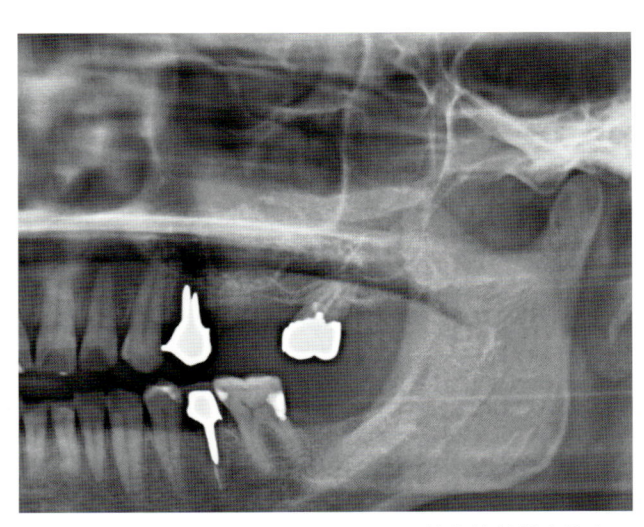

図4-2-1d　縫合部の粘膜骨弁を反転し、骨移植材料を除去し裂開部を確認した。裂開部を吸収性コラーゲン膜で被覆し、術野を閉鎖したのち、経過観察を行う。

1 鼻出血

1）手術直後の鼻出血

上顎洞粘膜の裂開部より骨移植材料が上顎洞内に散乱すると、骨移植材料の咽喉への流出やくしゃみなどの症状を呈する。鼻をかむと出血する場合は、上顎洞粘膜の裂開が疑われるため、速やかにX線写真撮影を行い、骨移植材料の上顎洞への散乱の有無を確認する。

・鼻出血が30分から1時間経っても止まらない場合
原因：術中の上顎洞粘膜の裂開

対処法：鼻出血が30分から1時間経っても止まらなければ、縫合部の粘膜骨弁を反転して骨移植材料を除去し、上顎洞粘膜の裂開部を確認する。裂開が小さい場合は、骨壁を開窓部に戻し、粘膜骨膜弁で閉鎖する。裂開が大きい場合は、開窓部にPRPに浸した吸収性メンブレンを置き、その上に開窓部骨壁を上顎洞内に迷入させないように戻す。骨壁の上にPRPに浸したコラーゲン膜を敷いてPPPジェルで覆い、骨壁を安定させて周囲骨との接合を促進させる。術中の偶発症、手術を中止しなければならない場合の対処法に従う（図4-1-8、4-2-1）。

4章 トラブルシューティング

翌日の来院時に1、2回の鼻出血を訴えた場合（図4-2-2a、b）

図4-2-2a 術後10日後のCT画像。上顎洞粘膜が裂開して骨移植材料が上顎洞内に散乱している。手術日の夜から鼻出血があったが朝には止まっていたという。翌日の来院時には止血しており、1週間経過観察を行った。その結果、骨移植材料の咽喉への流出を訴えたためCT撮影を行った。

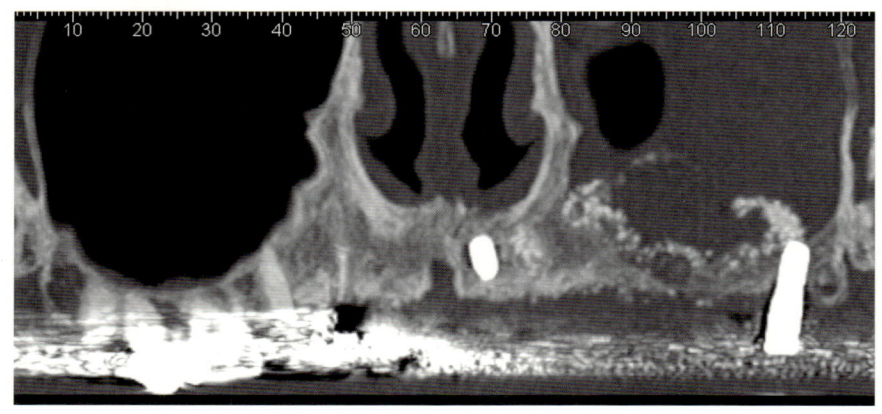

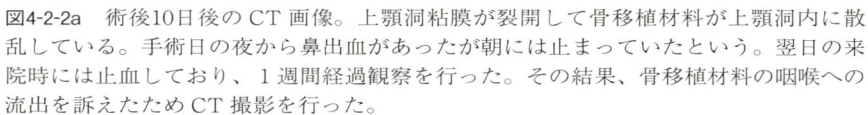

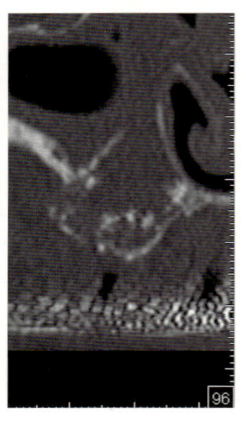

図4-2-2b 大臼歯部に上顎洞粘膜の裂開が起こり填塞した骨移植材料が上顎洞内から咽喉へ流出している。上顎洞内は炎症性の滲出液が存在する。CT画像で確認後、骨移植材料の除去と洗浄を行い、開窓部をテルダーミスと吸収性メンブレンで覆い粘膜骨膜弁を縫合した。経過不良の場合は速やかに耳鼻科へ紹介する。

上顎洞内が感染した場合（図4-2-3a～f）

図4-2-3a 術前のCT画像。一部に上顎洞粘膜の肥厚がみられる（↓）。

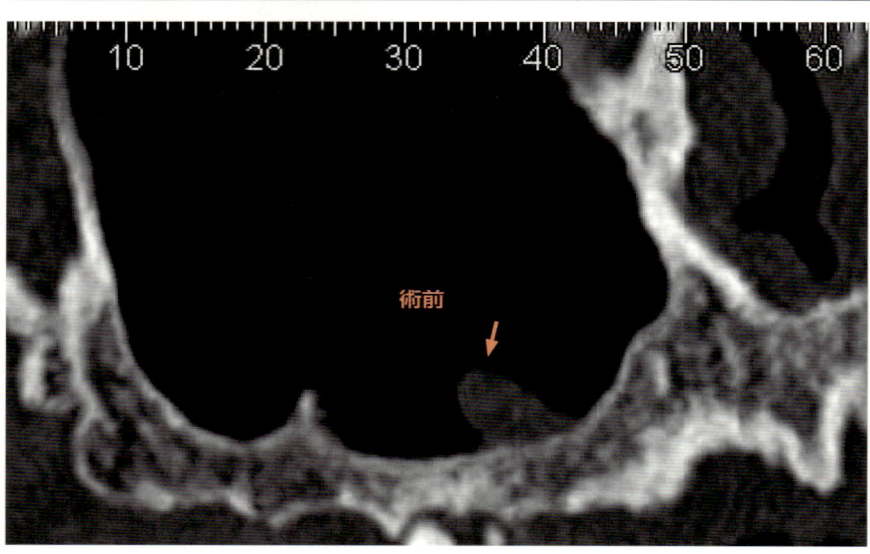

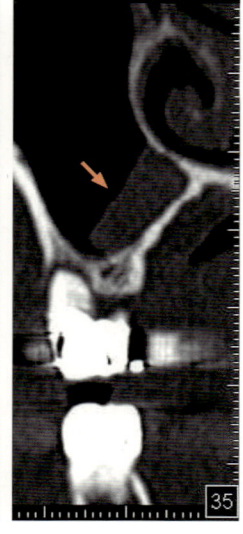

図4-2-3b 第一大臼歯部のCT画像。口蓋側に5mm程度の上顎洞粘膜の肥厚が存在する（↓）。肥厚は口蓋側に存在するため、肥厚した上顎洞粘膜の穿刺および洗浄は困難である。

2）手術翌日の鼻出血

手術直後の鼻出血は伴わなかったが、翌日の来院時に1、2回の鼻出血を訴えた場合は、上顎洞粘膜の裂開や肥厚した上顎洞粘膜の自潰が疑われる。

・翌日の来院時に1、2回の鼻出血を訴えた場合
原因：術中の直視できない部位の裂開や、術後の激しい呼吸気圧（くしゃみ）などの刺激による上顎洞粘膜の裂開。肥厚した上顎洞粘膜の自潰。
対処法：手術直後の鼻出血は伴わなかったが、翌日の来院時に1、2回の鼻出血を訴えた場合、来院時（約12時間経過後）には止血しているならば、急性の上顎洞炎へ移行しないか経過観察を行う。来院時に少量の出血があるならば、CT撮影を行い、骨移植材料の散乱、上顎洞粘膜の裂開などを診査したのち、速やかに上顎洞に填塞した骨移植材料を除去し、手術を中止する場合の対応法（図4-1-8、4-2-2）に従う。CT画像で上顎洞粘膜の裂開が確認できなければ、急性の上顎洞炎へ移行しないか経過観察を行う。

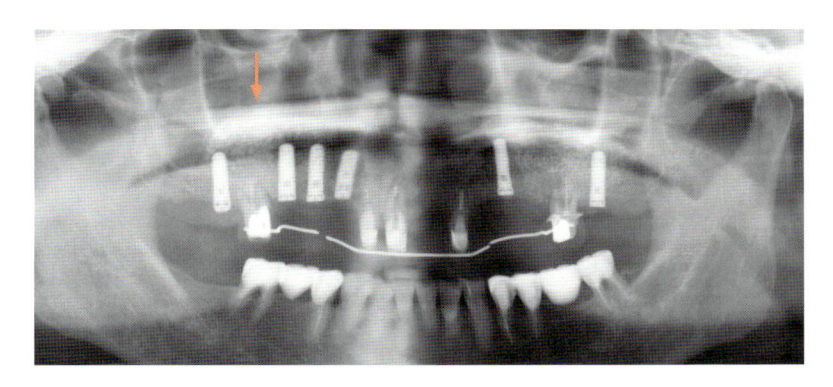

図4-2-3c 術直後パノラマX線写真。直視下で上顎洞粘膜の剝離を行い、裂開の有無を確認したが術中の裂開はなかった。上顎洞粘膜が肥厚していたため、全周にわたり吸収性メンブレンで覆い、骨移植材料を填塞してインプラントを同時埋入した（↓）。術後の鼻出血はなかった。

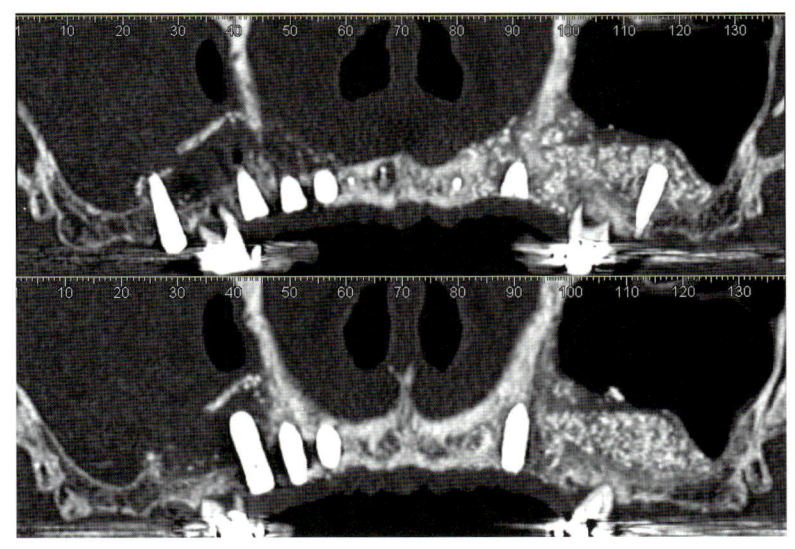

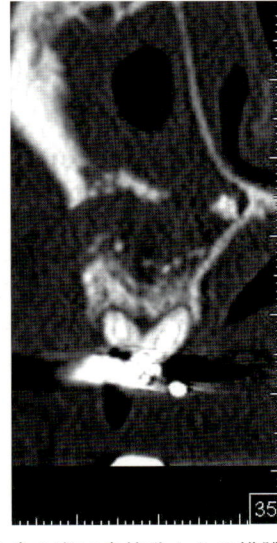

図4-2-3e 填塞した骨移植材料は、術後の洗浄により開窓部より流出した。上顎洞内に貯留している膿や滲出液の中には骨移植材料の散乱はない。上顎洞炎の原因は、肥厚した上顎洞粘膜の術後の自潰と思われる。

図4-2-3d 術後20日のCT画像。術後9日経過しても軽い疼痛が残り、12日より鼻や喉に自然孔からの排膿が認められるようになった。骨移植材料の流出はなかったが、上顎洞の感染が疑われたためCT撮影を行った。

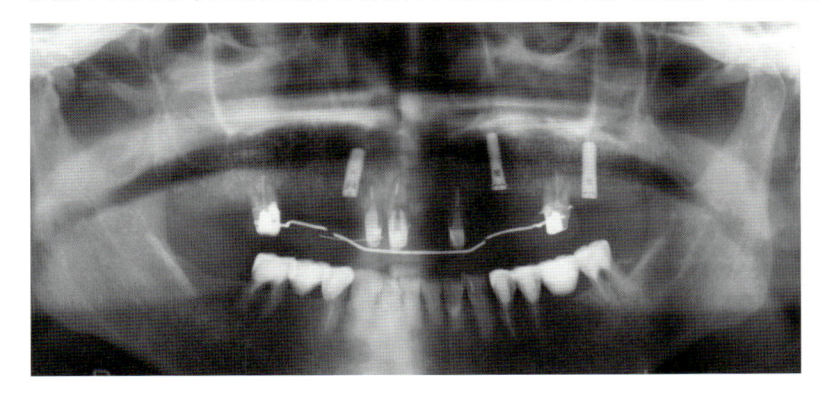

図4-2-3f インプラントと骨移植材料を撤去した。

2 感染

3）上顎洞炎

上顎洞炎を誘発する原因として、術中に偶発した上顎洞粘膜の損傷により裂開部から骨移植材料が上顎洞内に流出すること、また上顎洞肥厚粘膜内に感染源が存在すると、術後性の上顎洞粘膜の炎症により急性の上顎洞炎を起こすことが挙げられる。

・上顎洞内が感染した場合

原因：上顎洞粘膜が肥厚している症例では、肥厚部から粘液性の内容物が穿刺されることがあるため、術後に急性の上顎洞炎へと移行することが多い[1]。

対処法：感染した場合は、速やかに上顎洞内の骨移植材料を除去し洗浄するか、耳鼻科での治療が求められる（図4-2-3）。

頬側骨壁が感染した場合(図4-2-4a、b)

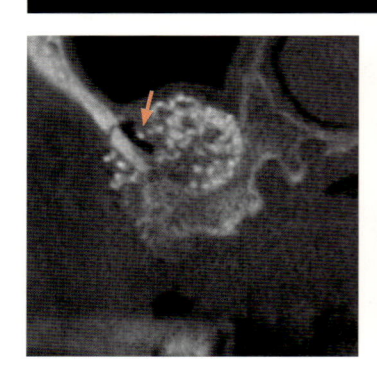

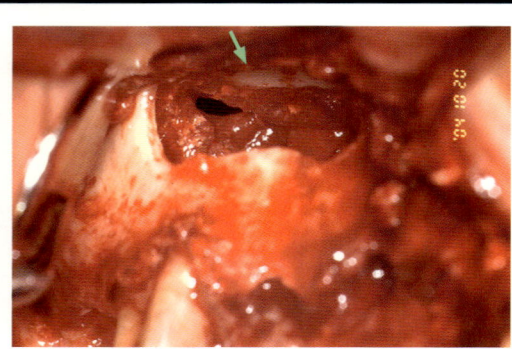

図4-2-4a 頬側骨壁と骨移植材料との間に死腔が存在する(↓)と、骨壁が安定せず腐骨の原因となる。

図4-2-4b 腐骨となった開窓部骨壁が上方に移動している(↓)。

腐骨を起こさないために予防する場合(図4-2-5a〜f)

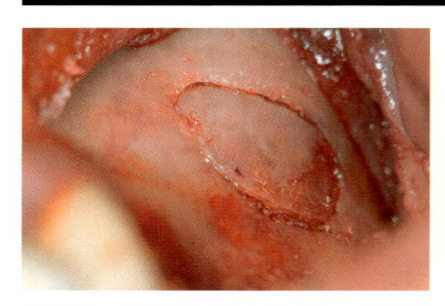

図4-2-5a 骨移植材料を填塞し、開窓部骨壁を圧接して元の位置に戻す。骨壁が不安定な場合は固定する必要がある。

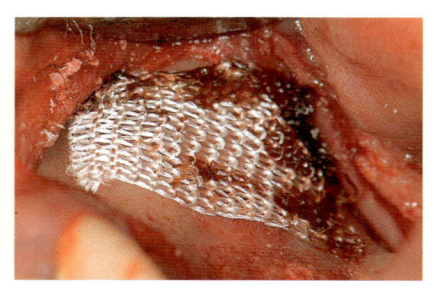

図4-2-5b 吸収性ガーゼ(SURGICEL)で開窓部およびその周囲を固定する。

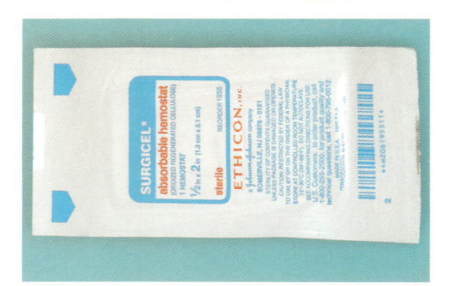

図4-2-5c 吸収性ガーゼ SURGICEL absorbable hemostat(Johnson and Johnson社)。

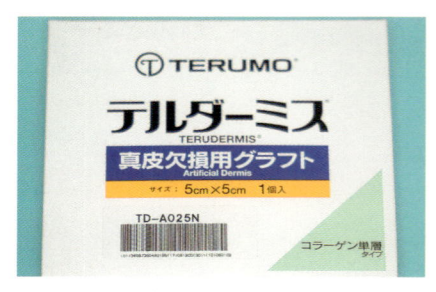

図4-2-5d 開窓部の骨壁の固定には吸収性メンブレンやテルダーミスを使用することもある。

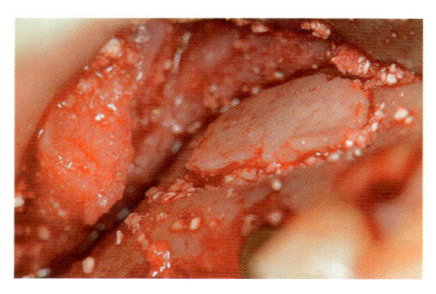

図4-2-5e 開窓部骨壁を元の位置に戻し、骨壁が安定しているか確かめる。不安定な場合は骨壁の固定が必要となる。

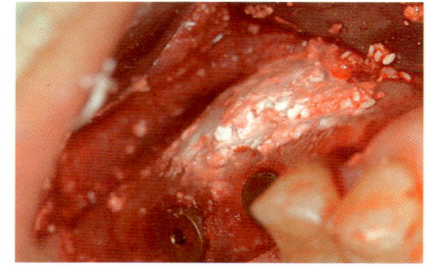

図4-2-5f 開窓部骨壁を calcium sulfate($CaSO_4$)の石膏系骨移植材料で固定と同時に側方 GBR を行った。

4)頬側骨壁の腐骨

wall off 法において開窓部に戻した骨壁が周囲骨と生着せず、腐骨を起こすと上顎洞内へ炎症が波及する。

・頬側骨壁が感染した場合

原因:呼吸気圧により上顎洞粘膜が動揺し、側方開窓部骨壁が安定せず生着しない。

対処法:腐骨となった頬側骨壁と、感染した骨移植材料を除去し、上顎洞内を洗浄したのち、吸収性メンブレンを設置し、術野を閉鎖する(図4-2-4)。

・腐骨を起こさないために予防する場合

予防法:腐骨を起こさないためには、骨移植材料を圧接し上顎洞内に隙間なく填塞することが重要となる。また、吸収性コラーゲン膜・ガーゼ、石膏系の骨移植材料や骨膜縫合を用いて骨壁の安定を図る(図4-2-5)。

参考文献

1. McCarthy C, Patel RR, Wragg PF, Brook IM. Sinus augmentation bone grafts for the provision of dental implants: report of clinical outcome. Int J Oral Maxillofac Implants. 2003;18(3):377-82.

5章

術式のための器具および材料

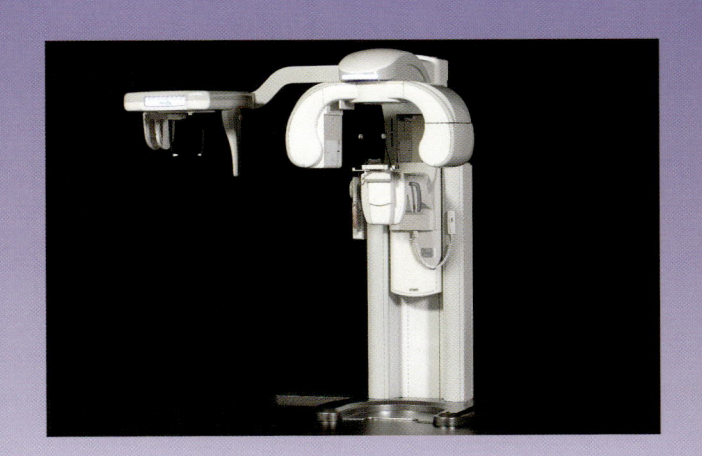

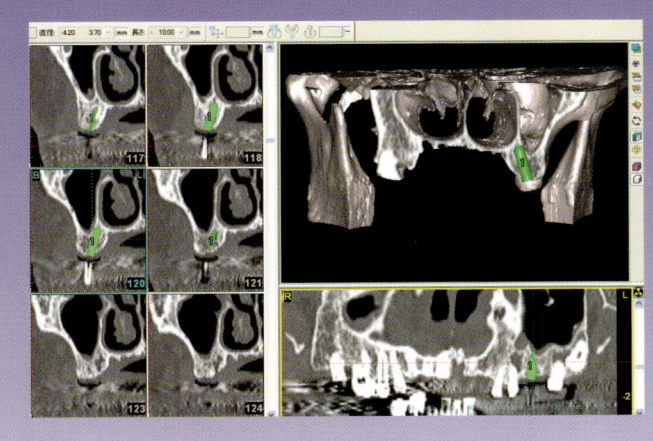

5章 1

サイナスフロアエレベーションで使用する手術器具とその流れ

1 診査・診断機器

　適応・非適応または症例の難易度を判断するのには、CTによる診査・診断は欠かせない。歯科用CTの進歩および解析ソフトの多様化により、インプラント治療はもとより、感染根管処置、歯周治療、抜歯処置にも有効である。著者らもCTを活用し、総合的な歯科治療を行っている。

　CT画像データより三次元画像を構築し、解析することにより、より詳細な術前診査や埋入シミュレーションが行える。骨の形態を三次元画像で把握することにより、フィクスチャーの埋入方向の確認、埋入フィクスチャーの大きさやインプラントに必要なGBRやサイナスグラフト量の決定が可能となる。

診査・診断機器（図5-1-1～4）

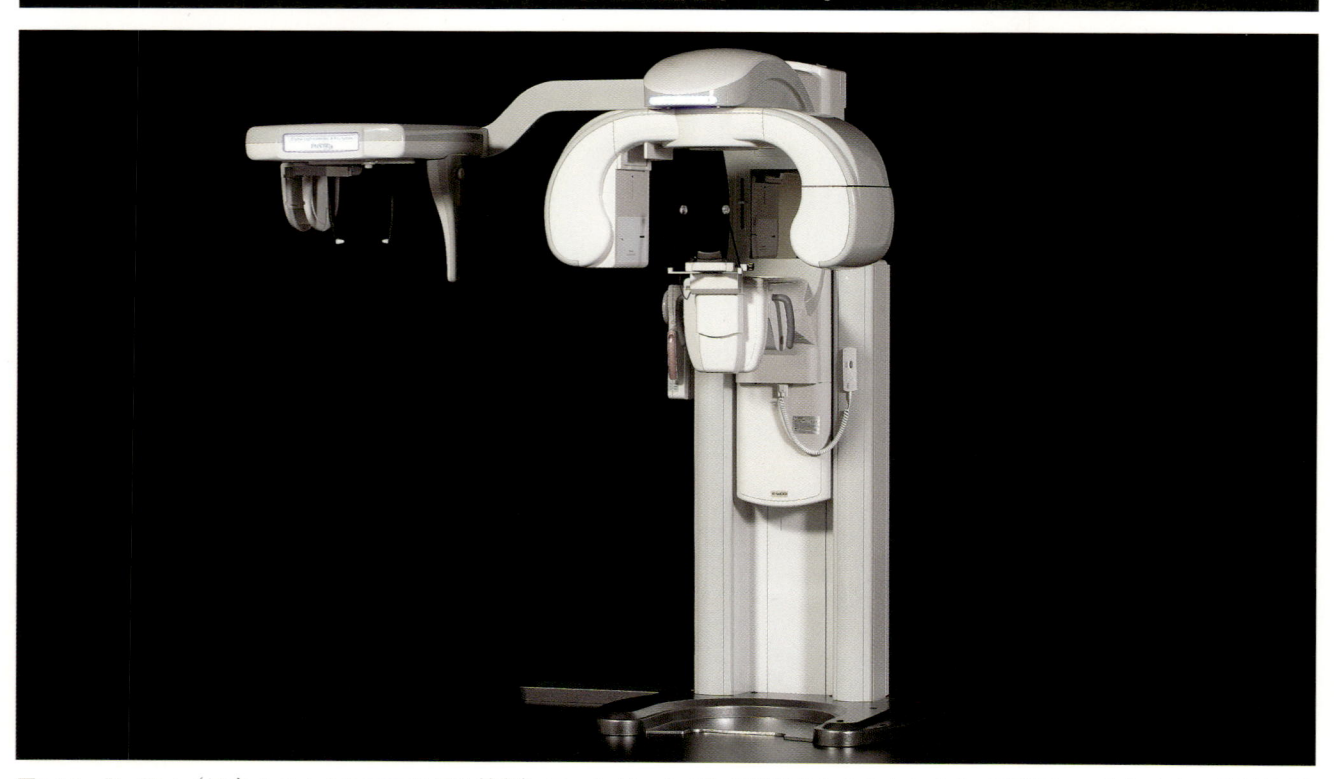

図5-1-1　PreVista（日本メディカルマテリアル社製）。コーンビームCTが開発されたことにより、医科用CTより少ない被曝量（約1/200）でCT撮影が可能となった。術前の診査、術後の経過観察に有効である。デジタルパノラマ画像も撮影可能である。

5章1 サイナスフロアエレベーションで使用する手術器具とその流れ

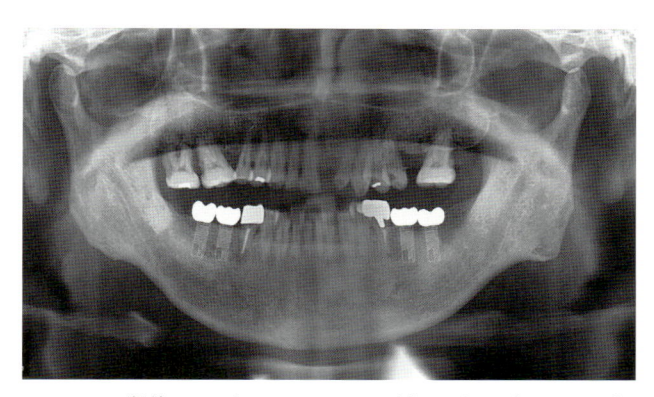

図5-1-2a 術前のデジタルパノラマ画像。インプラントの埋入位置やフィクスチャーのサイズを選択する。

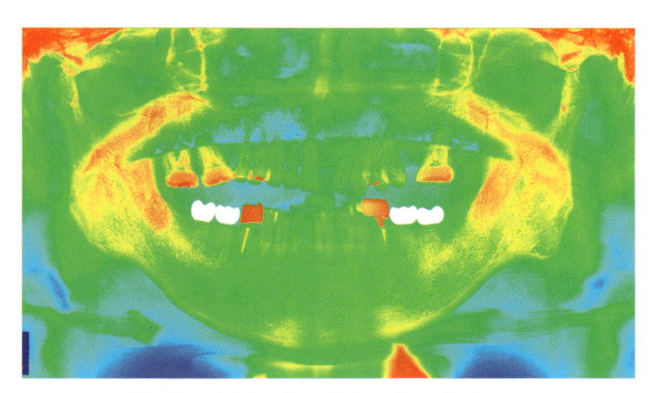

図5-1-2b 硬組織や金属は赤、空気は青で表示される。

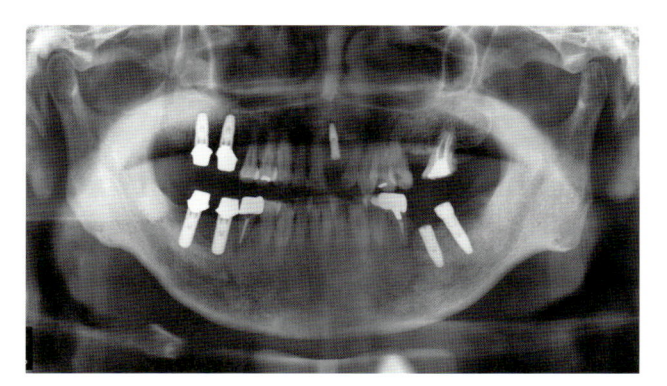

図5-1-3a インプラント埋入後のパノラマ画像。

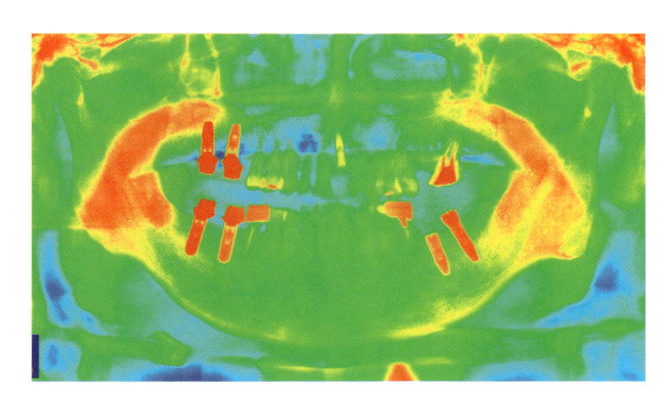

図5-1-3b インプラント周囲に色調の変化が認められる。

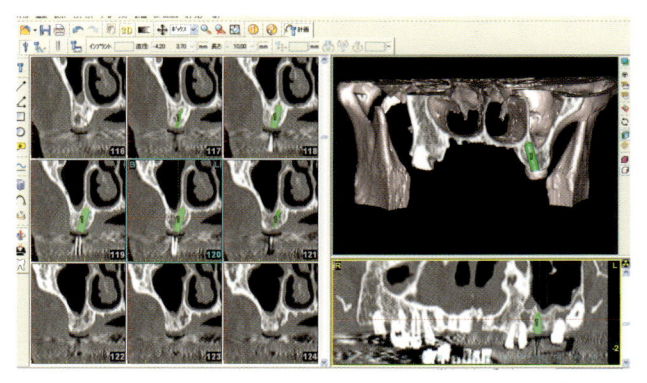

図5-1-4a 3D-マイスター（日本メディカルマテリアル社製）によるシミュレーション。

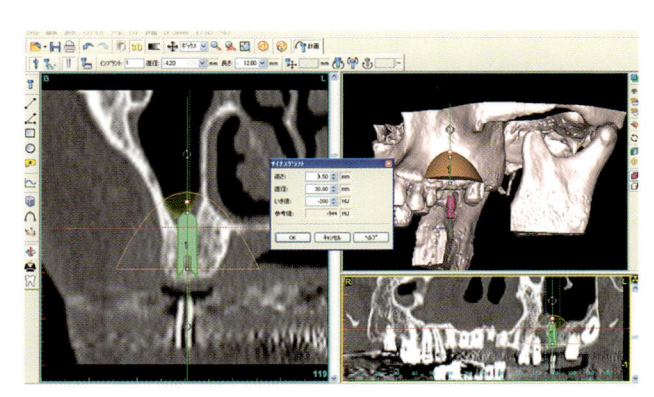

図5-1-4b 3D-マイスター（日本メディカルマテリアル社製）で上顎洞の挙上量をシミュレーションする。

93

手術器具（図5-1-5〜14）

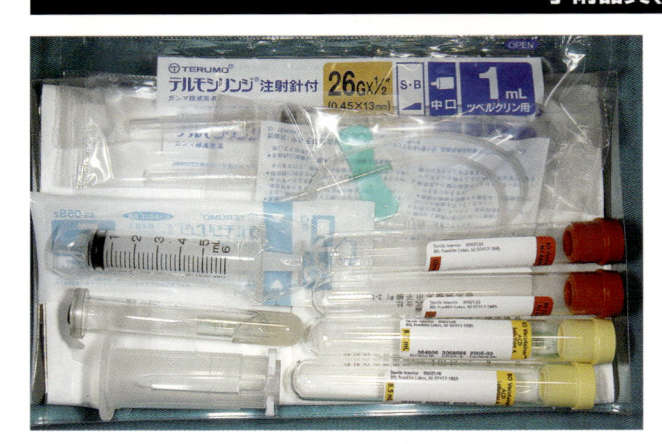

図5-1-5a　IHY PRP Preparation Kit（日本パラメディックス社製）。

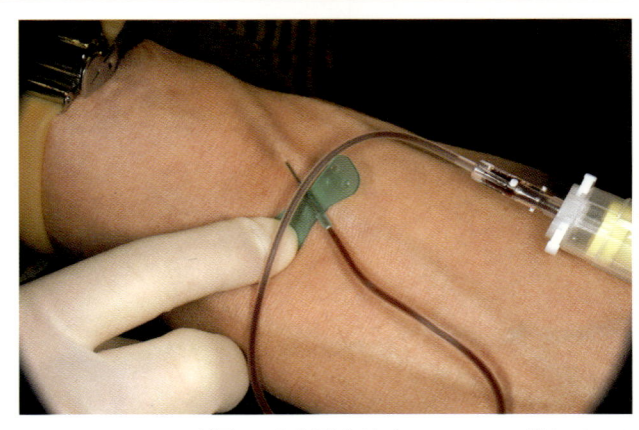

図5-1-5b　PRPの採取では自己血液をyellow-top管（ACD-A含有）2〜3本、自己トロンビン用採血管1本を上腕静脈より採血する。

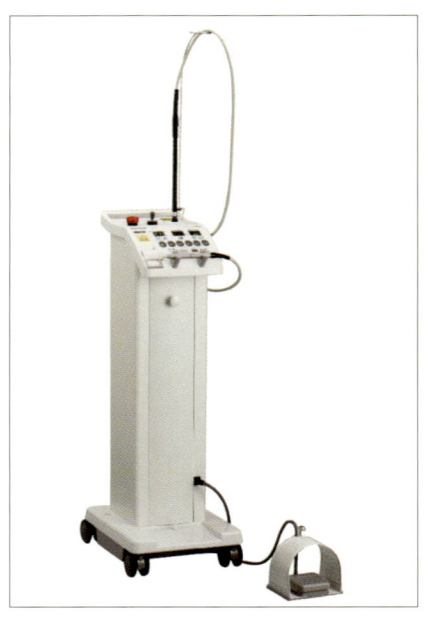

図5-1-6a　CO_2レーザー（パナソニックデンタル社製）。

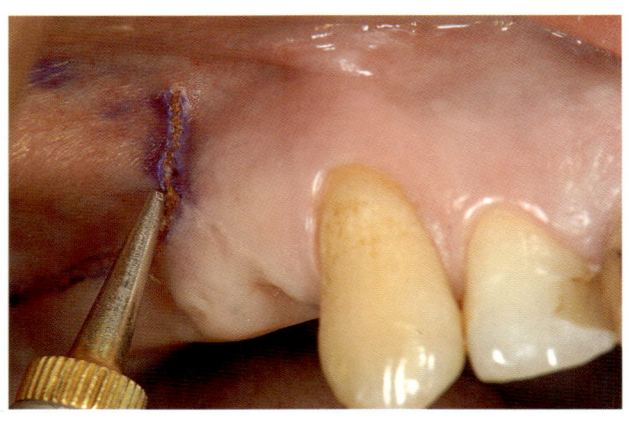

図5-1-6b　CO_2レーザーCW3〜4で切開線を印記する。粘膜骨膜弁の閉鎖に役立つ。

2　手術器具と治療の流れ

　サイナスフロアエレベーションを行うにあたって、術前30分前にPRPを作るため、自己血液をIHY PRP Preparation Kitを用いて採血する（図5-1-5）。切開線をCO_2レーザーで印記したのち（図5-1-6）、各種ブレードを用いて粘膜骨膜の切開を行う（図5-1-7）。粘膜骨膜弁の剝離・反転にはボーンチゼル、ペリオスチールを用い（図5-1-8、9）、頰側開窓部の骨溝形成時における粘膜骨膜弁保護のためにはチックリトラクターを用いる（図5-1-10）。上顎洞粘膜を損傷することなく挙上するために著者らが開発したBostome-IXY（日本メディカルマテリアル社製）を用い（図5-1-11）、各種骨移植材料の上顎洞内への填入にはシリンジを用いる（図5-1-12）。そして、IMPLANTOR Neo（日本メディカルマテリアル社製）を用いてインプラントの埋入を行い（図5-1-13）、粘膜骨膜弁の閉鎖にはPRP、PPPを併用し（図5-1-14）、カストロビージョを用いて粘膜骨膜弁を緊張させないようジェントルタッチで縫合する（図5-1-15）。

5章1　サイナスフロアエレベーションで使用する手術器具とその流れ

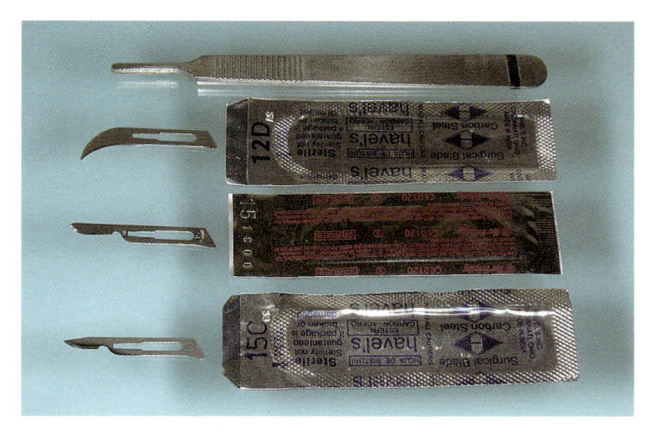

図5-1-7a　ブレード(Hu-F 12D、15、15C)。

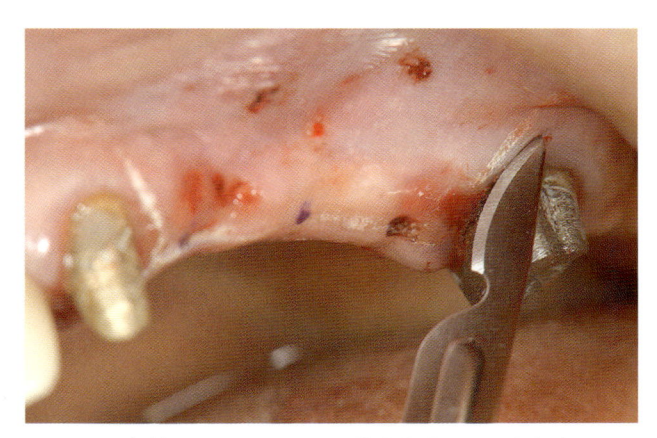

図5-1-7b　各種ブレードを用いて粘膜骨膜の切開を行う。

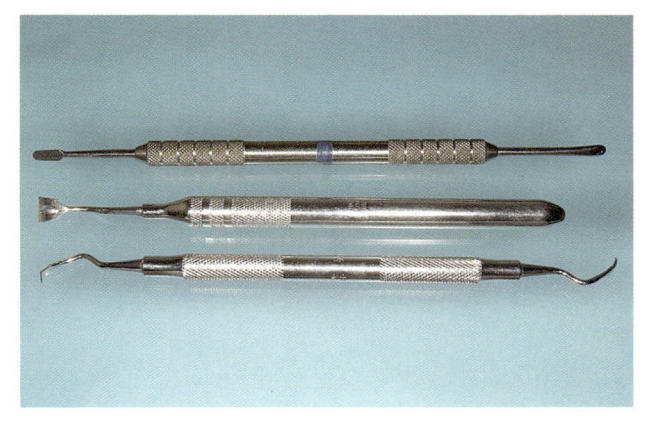

図5-1-8a　ペリオスチール(Nordent社製：CAR2)、ボーンチゼル、スケーラー(Hu-F社製：SIU13/14)。

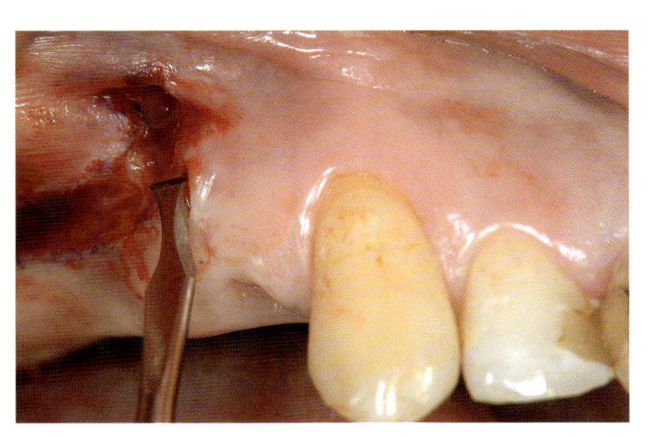

図5-1-8b　ボーンチゼル(Hu-F社製：CTG-0)でディープニングを行う。

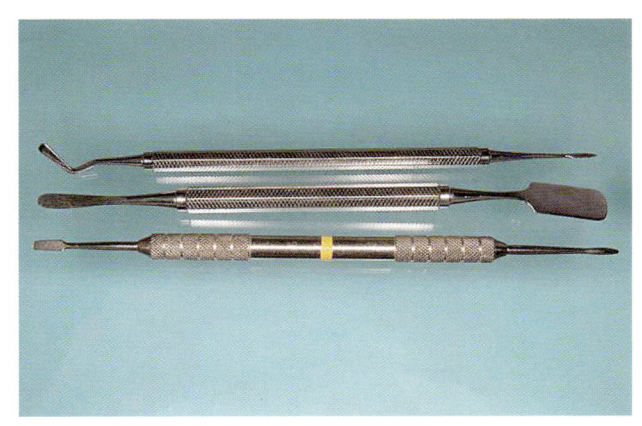

図5-1-9a　へら型充填器(YDM社製)、ペリオスチール(Hu-F PPR-3)、ペリオスチール(Nordent社製：CAR2)。

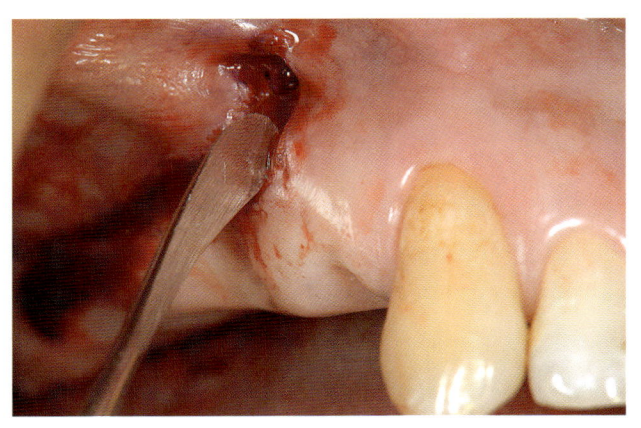

図5-1-9b　粘膜骨膜弁の全層弁による剥離にはペリオスチールを用いる。

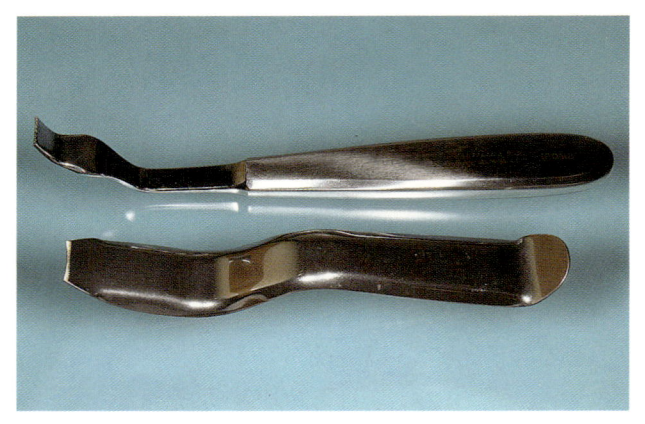

5章　術式のための器具および材料

図5-1-10a　チックリトラクター（YDM社製）。

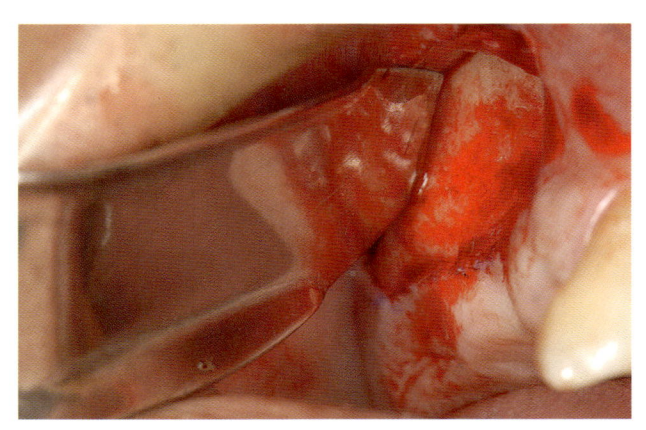

図5-1-10b　チックリトラクターは頬側開口部の骨溝形成時に、粘膜骨膜弁の挙上と保護のために使用する。

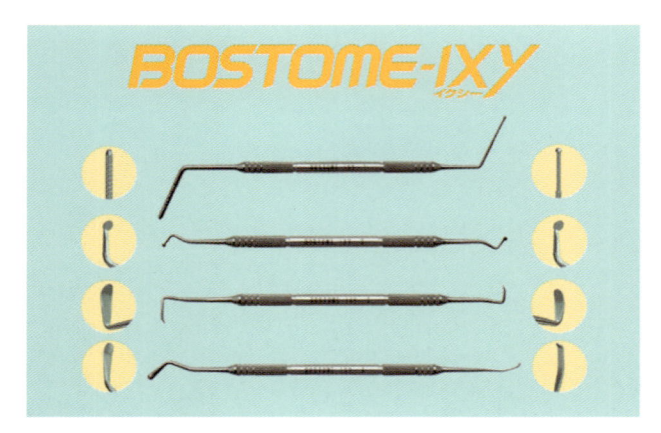

図5-1-11a　BOSTOME-IXY（日本メディカルマテリアル社製）。上顎洞粘膜を損傷することなく挙上するために専用器具4本組を用いる。特に挙上困難な鼻腔側と近心側の挙上に役立つ。

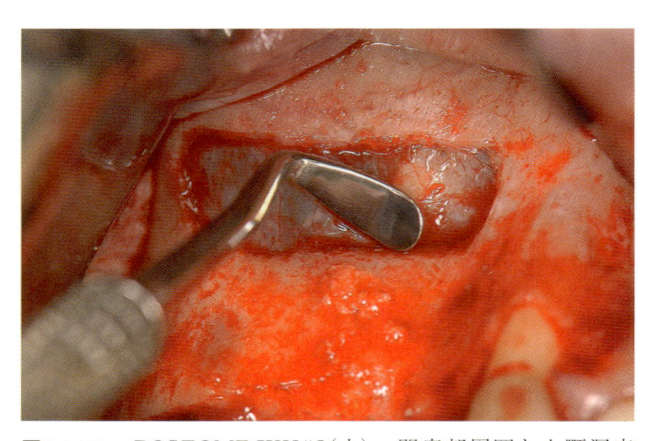

図5-1-11b　BOSTOME-IXY#3（小）。開窓部周囲と上顎洞底部の剥離に適している。

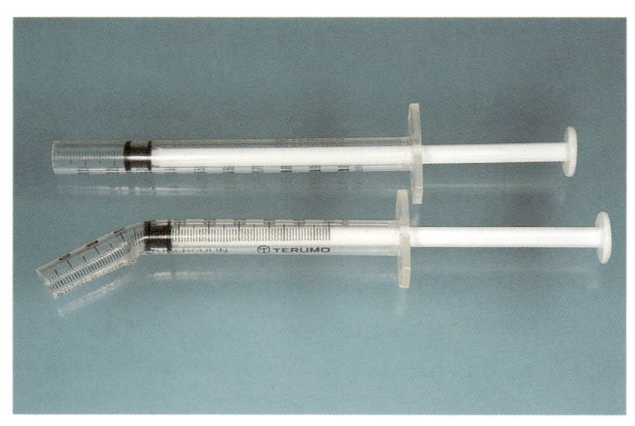

図5-1-12a　シリンジ（直、曲）。

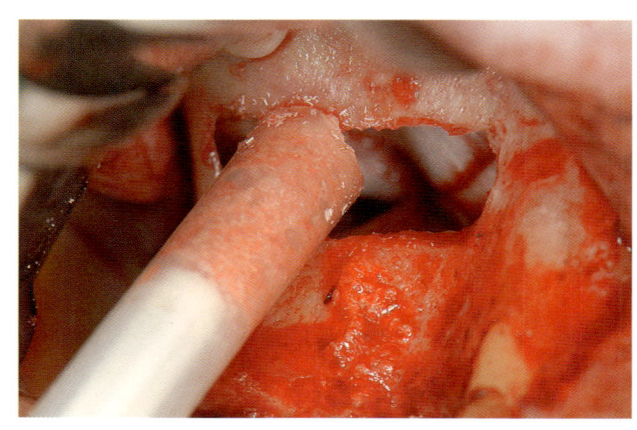

図5-1-12b　シリンジを用いることにより上顎洞後方壁の骨移植材料の塡入が容易となる。

5章1　サイナスフロアエレベーションで使用する手術器具とその流れ

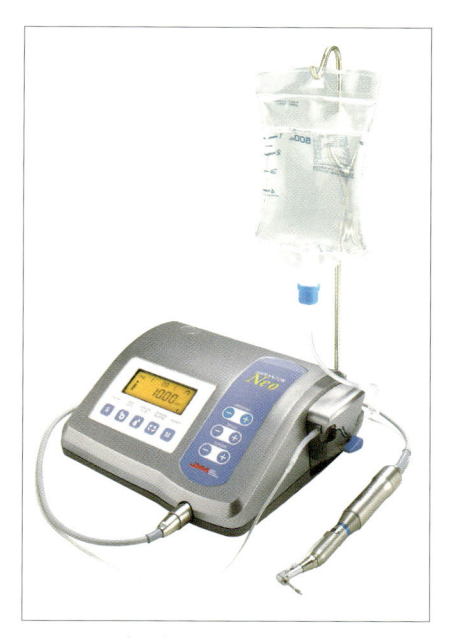

図5-1-13a　IMPLANTOR Neo（日本メディカルマテリアル社製）。10種類のプログラムを設定可能。回転数、トルク、回転方向、注水の設定が可能。

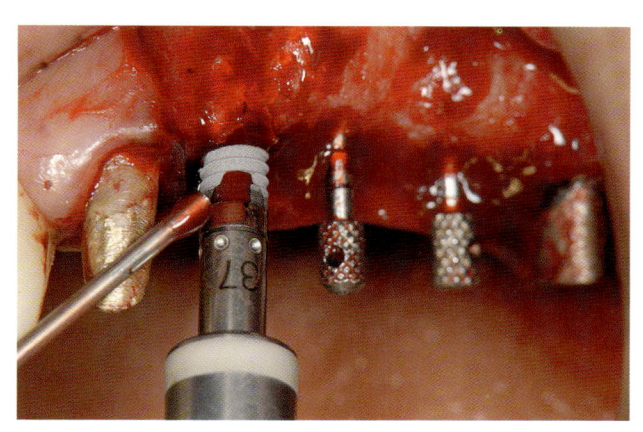

図5-1-13b　開窓部の骨溝形成にはストレートハンドピースを使用する。インプラント埋入用ライト付きコントラアングルでは、埋入窩周囲の視野の確保に有効である。

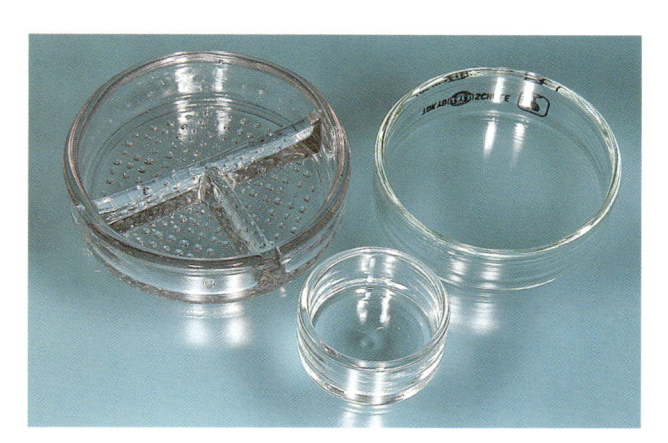

図5-1-14a　シャーレ（日本パラメディックス社製）。

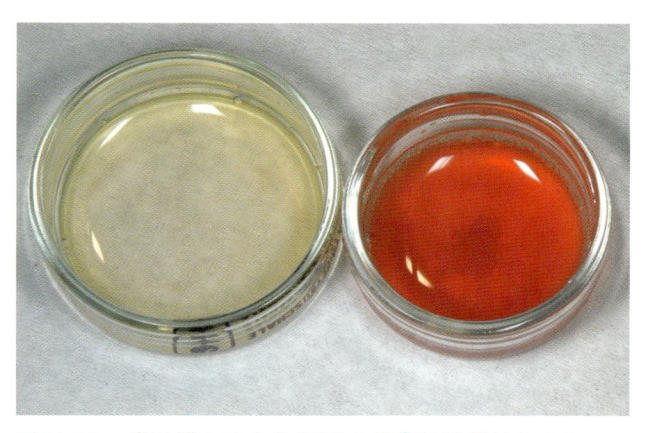

図5-1-14b　自己採血によるPRPの保存には蓋付きのシャーレが有効である。

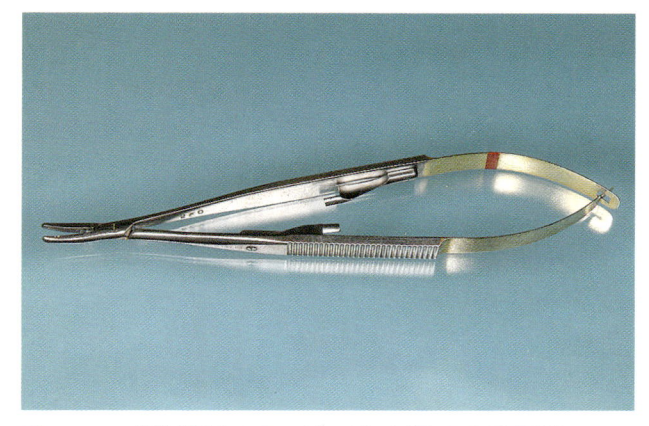

図5-1-15a　持針器（カストロビージョ）（Hu-F NH-5021）。

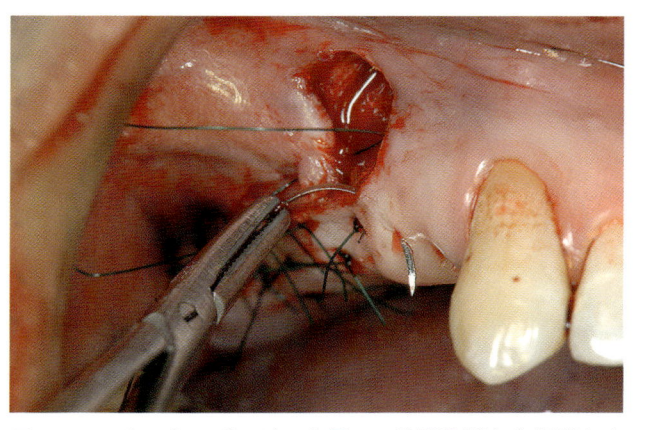

図5-1-15b　カストロビージョを用いて粘膜骨膜弁を緊張させないようジェントルタッチで縫合する。

5章 2

サイナスフロアエレベーションで使用する材料の種類と特徴

1 骨移植材料の種類と特徴

サイナスフロアエレベーションでは、さまざまな骨移植材料が応用される[1〜5]。特に、サンドウィッチサイナスフロアエレベーション(sandwich sinus floor elevation)においては、呼吸圧に抵抗する非吸収性HA層、確実にリモデリングを行うコンポジットボーン層、早期にインプラントとのインテグレーションを獲得するための脱灰凍結乾燥他家骨移植材料(demineralized freeze-dried bone allograft：DFDBA)または自家骨層の三層構造により、長期的に吸収されにくい骨の造成が可能となる。

自家骨およびコンポジットボーン

下顎骨のchin(オトガイ部)やramus(下顎枝)から採取した硬い骨(緻密骨)を上顎洞内に移植する、自家骨を主体としたサイナスフロアエレベーションでは、移植された自家骨はリモデリングを繰り返す度に吸収を伴いながら上顎骨(海綿骨)と同化していく。また、サンドウィッチサイナスフロアエレベーションを行うためには、口腔内より採取する自家骨の量では限界がある。

一方、コンポジットボーンは、非吸収性HAが吸収性HA、DFDBAまたは自家骨と混合されているため、吸収されにくいという特徴をもつ。同時に、非吸収性HAは、吸収性HAや他家骨が骨に置換するための足場となるスペースを確保し、HAをコアとした骨のリモデリングがスムーズに行われる(表5-2-1)。

表5-2-1 骨移植材料の種類

分類	特性	代表的なもの
自家骨(autograft)	osteogenic osteoinductive osteoconductive	口腔内(上顎結節、下顎枝、下顎オトガイ部)、 口腔外(腸骨、脛骨、肩甲骨、頭蓋骨、肋骨)
同種移植材料(allograft)	osteoinductive osteoconductive	FDBA、DFDBA、Puros™
異種移植材料(xenograft)	osteoconductive	Bio-Oss®、Osteograft／N、PepGen-15、BioCoral
人工代用骨(alloplast)	osteoconductive	Plaster of Paris(clacium sulfate) Bioactive ceramics(吸収性HA、β-TCP) Bioactive glasses(PerioGlas、BioGran) コンポジットマトリックス

表5-2-2　自家骨とコンポジットボーンとの比較

種類	利点	欠点
自家骨	・骨形成能(osteogenesis) ・オッセオインテグレーションしやすい ・生物学的安全性	・使用量が制限される ・呼吸圧により吸収されやすい ・ドナーサイトの手術が必要(口腔外からの採取)
コンポジットボーン	・骨誘導能(osteoinduction) 　DFDBA、ヒトガンマ照射骨(puros) ・骨伝導能(osteoconduction) 　HA、β-TCP、calcium sulfate ・使用量に制限がない ・吸収されにくい ・ドナーサイトの手術が不必要	・オッセオインテグレーションに時間がかかる ・免疫反応がない(感染に弱い)

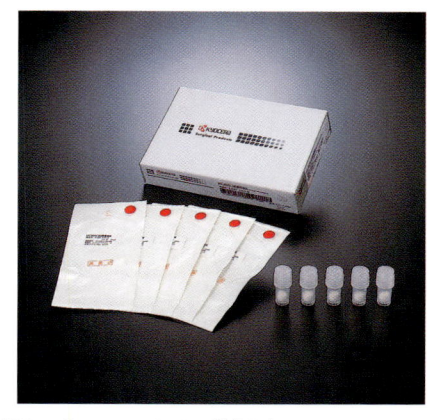

図5-2-1　非吸収性HA。Osteograft S-D®(日本メディカルマテリアル社製：日本)。1,300℃の高温焼成で合成されている。多孔質の顆粒状。骨組織に対して良好な組織適合性をもつ。300～1,850 μm。

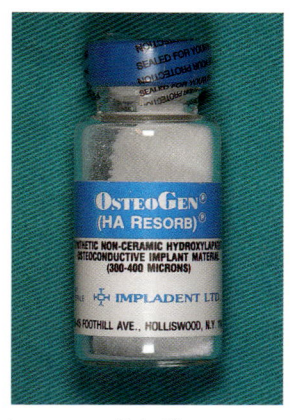

図5-2-2　吸収性HA。OSTEOGEN®(IMPLADENT社製：USA)。人工合成の吸収性ハイドロキシアパタイト。多孔性の結晶構造を持つため骨細胞の浸透性に優れる。300～400 μm。

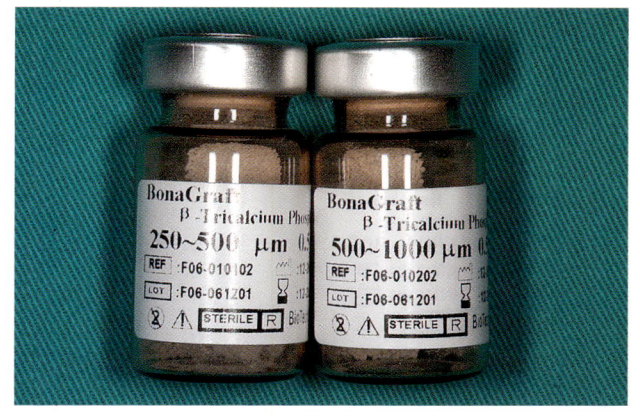

図5-2-3　β-TCP。BonaGraft®(Bio Tech One社製：台湾)。100％ β-TCP。PRPとの親和性がある。250～500 μm、500～1,000 μmのサイズがある。

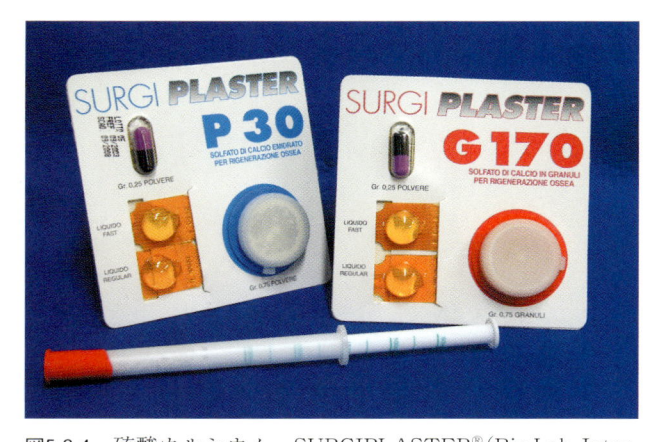

図5-2-4　硫酸カルシウム。SURGIPLASTER®(Bio-Lok International社製：USA)。Powder typeのP30とgranule typeのG170の2種類がある。上顎洞内にはG170、開窓部骨壁と骨溝の閉鎖にはP30が有効である。

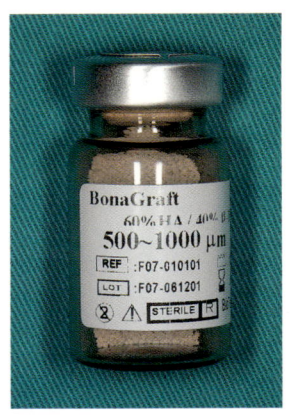

5章 術式のための器具および材料

図5-2-5　コンポジットマトリックス。BonaGraft®（Bio Tech one社製：台湾）。60％ HA ＋ 40％ β-TCP。サイズは500〜1,000μmである。100％ HAよりPRPとの親和性がある。

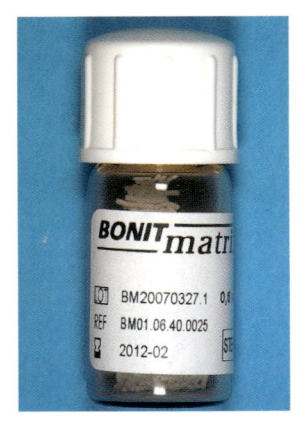

図5-2-6　BONIT matrix®（DOT社製：Germany）。カルシウムフォスフェートシリカコンポジットマトリックス。HAとβ-TCPを酸化シリカで結合したもの。

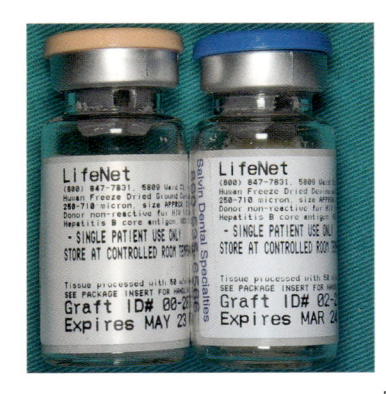

図5-2-7　図5-2-8　図5-2-9

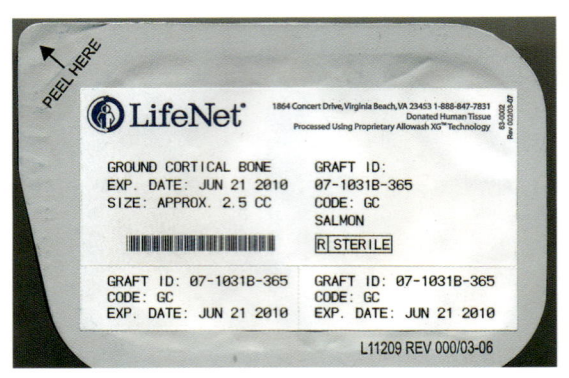

図5-2-7〜9　他家骨（DFDBA：脱灰凍結乾燥他家骨移植材料、FDBA：凍結乾燥他家骨移植材料）OraGRAFT®（LifeNet社製：USA）。ヒトの腸骨海綿体質あるいは脛骨皮質骨から精製される。他家骨移植材料として海外で長期的な臨床実績がある。FDBA：250〜710μm（左ピンク）、DFDBA：250〜710μm（右ブルー）。

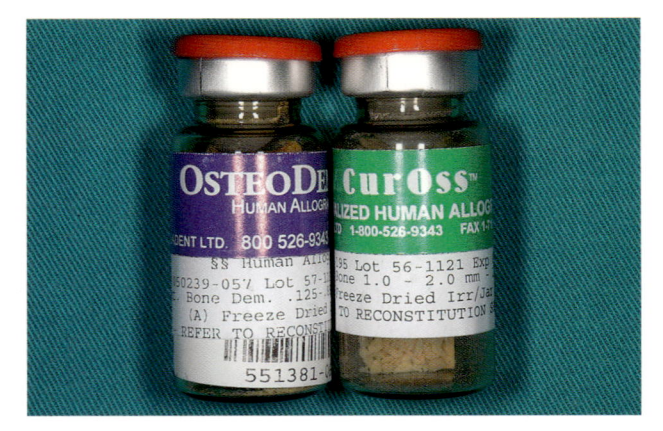

図5-2-10　他家骨。OSTEODEMIN（左パープル）、DFDBA：125〜850μm。CurOss（右グリーン）。FDBA：1,000〜2,000μm（共にIMPLADENT社製：USA）。

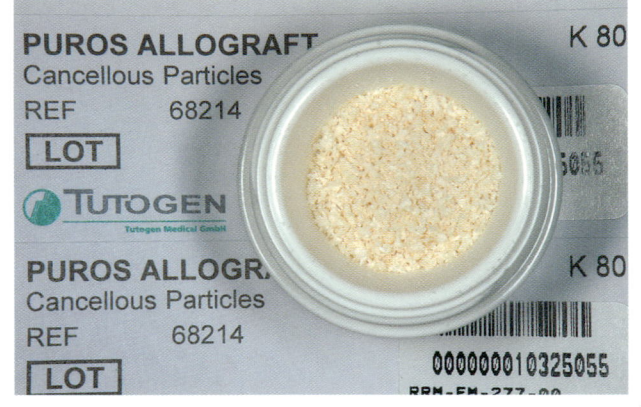

図5-2-11　ヒトガンマ線照射骨。PUROS ALLOGRAFT（Sulzer Dental社製：USA）。凍結乾燥させない特殊なtutoplast processにより製作される。骨のミネラルとコラーゲンの保存、骨梁と海綿骨の多孔性の維持、抗原性の除去などの利点を有する。250〜1,000μm。

表5-2-3　骨移植材料使用量の目安

移植部位	非吸収性HA（Osteograft S-D®）	吸収性HA（OSTEOGEN®）	DFDBA（OraGRAFT®）
上顎洞全体	3～4g	2～3g	2.5～4cc
ZACライン前方	1～1.5g	0.5～1g	1～1.5cc
ZACラインを含む上顎洞後方	2～3g	1.5～2g	2～2.5cc
ZACライン後方	2～2.5g	1.5～2g	2～2.5cc

2 骨移植材料の使用量

著者らのこれまでの臨床記録から考察した。サンドウィッチサイナスフロアエレベーション（sandwich sinus floor elevation）のための骨移植材料使用量の目安を示す（表5-2-3）。

上顎洞内壁（挙上範囲）の近遠心的距離、上顎洞幅径、挙上量に多少ばらつきはあるが、4～8欠損においては、非吸収性HAは3～4g、吸収性HAは2～3g、DFDBAは2.5～4cc必要となる。小臼歯2歯欠損でZACライン前方のみを挙上する場合は、非吸収性HAは1～1.5g、吸収性HAは0.5～1g、DFDBAは1～1.5cc必要となる。また、大臼歯3歯欠損で上顎洞後方を挙上する場合は、非吸収性HAは2～3g、吸収性HAは1.5～2g、DFDBAは2～2.5ccである。第2、第3大臼歯欠損でZACラインから上顎洞後壁までを挙上する場合は、非吸収性HAは2～2.5g、吸収性HAは1.5～2g、DFDBAは2～2.5cc必要となる。

参考文献

1. Rodriguez A, Anastassov GE, Lee H, Buchbinder D, Wettan H. Maxillary sinus augmentation with deproteinated bovine bone and platelet rich plasma with simultaneous insertion of endosseous implants. J Oral Maxillofac Surg. 2003 ; 61(2) : 157-163.
2. van den Bergh JP, ten Bruggenkate CM, Krekeler G, Tuinzing DB. Maxillary sinusfloor elevation and grafting with human demineralized freeze dried bone. Clin Oral Implants Res. 2000 ; 11(5) : 487-493.
3. Hallman M, Sennerby L, Lundgren S. A clinical and histologic evaluation of implant integration in the posterior maxilla after sinus floor augmentation with autogenous bone, bovine hydroxyapatite, or a 20 : 80 mixture. Int J Oral Maxillofac Implants. 2002 ; 17(5) : 635-643.
4. Suzuki Y, Matsuya S, Udoh K, Nakagawa M, Tsukiyama Y, Koyano K, Ishikawa K. Fabrication of hydroxyapatite block from gypsum block based on(NH4)2HPO4 treatment. Dent Mater J. 2005 ; 24(4) : 515-521.
5. 金成雅彦, 山道信之. Trend & Topics：ソケットプリザベーションによる歯槽骨容積の保存率. Quintessence Dent Implantol 2008 ; 15(1) : 51-56.

索引

A

allograft ……………………………………… **98**
alloplast ……………………………………… **98**
autograft ……………………………………… **98**

B

BioCoral ……………………………………… **98**
Bio-Oss® ……………………………………… **98**
BONIT matrix® ……………………………… **100**
BOSTOME - IXY ………………………… **69、70**
Boyne ………………………………………… **14**

C

calcium sulfate …………………………… **19、99**
Cardwell - Luc ……………………………… **14**
composite bone …………………………… **18**
coronal ……………………………………… **32**

D

D 1 …………………………………………… **49**
D 2 …………………………………………… **49**
D 3 …………………………………………… **49**
D 4 …………………………………………… **49**
D 5 …………………………………………… **49**
Demineralized freeze dried bone allograft ……… **18、98**
DFDBA ………………… **18、19、98、99、100、101**

F

FDBA ……………………………………… **98、100**

G

GBR ………………………… **15、65、69、71、76、81、84**

G

Guided Bone Regeneration ……………… **15**

H

H.U. ………………………………………… **49**
HA ……………………………… **18、19、64、75、98、99**
Hounsfield Unit …………………………… **49**
Hydroxyapatite …………………………… **18**

J

James ………………………………………… **14**

M

McDermott ………………………………… **18**
Moy …………………………………………… **14**

O

osteoconduction …………………………… **99**
osteogenesis ………………………………… **99**
Osteograf/N ………………………………… **98**
osteoinduction ……………………………… **99**

P

Peleg ………………………………………… **18**
PepGen - 15 ………………………………… **98**
PPP …………………………………………… **69**
PRP ………………………… **19、64、69、80、82、85、94、97**
puros ………………………………………… **19、99**
PUROS ALLOGRAFT ……………………… **100**

S

sagittal ……………………………………… **32**
sandwich sinus floor elevation …………… **16**
sinus floor elevation …………………… **15、25**

Index

Summers ························ 14、18

T

Tatum H Jr ························ 26
Tong ························ 18
trap door method ·········· 24、25、34、43、52、68、74

V

Vertical Ridge Augmentation ························ 15
VRA ························ 15、76

W

wall off method ·········· 24、25、34、43、52、62、68、74

X

xenograft ························ 98

Z

Zygomatics - Alveolar - Crest ························ 26

あ

アプローチ法 ·········· 20、32、33、34、62、68、74
アルミウェッジ当量画像 ························ 20
アレルギー性副鼻腔炎 ························ 51

い

yellow - top 管 ························ 94
異種移植材料 ························ 98
移植骨 ························ 19
咽喉 ························ 88

う

ウィルス感染 ························ 50
HA コーティング ························ 64

え

炎症 ························ 50

お

オステオトーム ························ 63
オステオトームテクニック ·········· 18、20、21、22、23

か

外頸動脈 ························ 29
開窓部骨壁 ·········· 43、81、83、85、90
開窓部骨片 ························ 80
下顎オトガイ部 ························ 98
下顎枝 ························ 98
顎動脈 ························ 29
隔壁 ·········· 27、33、44、62、68、74、87
下行口蓋動脈 ························ 29
カストロビージョ ························ 97

103

索引

合併症 ……………………………………… 86
下稜線 ……………………………………… 27
眼窩下孔 ………………………………… 26、29
眼窩下動脈 ………………………………… 29
感染 …………………………………… 86、89、90
鑑別診断 …………………………………… 35

き

基底膜 ……………………………………… 28
吸収性HA ……………………………… 75、99、101
吸収性ガーゼ ……………………………… 90
吸収性コラーゲン膜 ……………… 80、84、85、87
吸収性メンブレン ………………… 80、83、86、89、90
頬骨下稜 ………………………………… 26、27、43
頬舌的歯槽頂部骨幅 ……………… 36、41、53、58
頬側骨壁 ………………………………… 43、86、90

く

偶発症 ……………………………………… 78

け

脛骨 ………………………………………… 98
血管 ……………………………… 29、52、78、79、85
肩甲骨 ……………………………………… 98

こ

咬合挙上 …………………………………… 65
コーンビームCT …………………………… 92
後外壁 ……………………………………… 26
後上歯槽動脈 ……………………………… 29、52
骨移植材料 ………… 78、79、84、86、87、88、89、98、101
骨形成能 ………………………………… 19、99
骨溝形成 ……………………… 78、79、85、96、97

骨伝導能 ………………………………… 19、99
骨壁の厚さ ……………………… 32、34、62、68、74
骨密度 ……………………………………… 49
骨誘導再生法 ……………………………… 15
骨誘導能 ………………………………… 19、99
コラーゲン膜 …………………… 80、82、83、84
根尖病変 …………………………………… 47
コントラアングル ………………………… 97
コンポジットボーン ……… 18、19、64、75、76、98、99
コンポジットマトリックス ……………… 98、100

さ

サージカルテンプレート ……………… 66、69、75
細菌感染 …………………………………… 50
サイナスフロアエレベーション ……… 14、15、18、26
サイマルテイニアスアプローチ ………… 20
三次元画像 ………………………………… 92
サンドウィッチサイナスフロアエレベーション
……………………………… 15、16、18、19、20、72

し

CO_2レーザー …………………………… 94
CT画像 …………………………………… 32、92
CT画像診査（適応）……………………… 37
CT画像診査（非適応）…………………… 37
CT値 ……………………………… 36、49、53、58
自家骨 …………………………………… 19、98、99
歯科用CT ………………………………… 92
死腔 ………………………………………… 90
自己採血 …………………………………… 97
自己トロンビン用採血管 ………………… 94
持針器 ……………………………………… 97
自然孔 ……………………………………… 89

歯槽骨 ……………………………………… 26
歯槽骨内病変 ……………………… 36、46、53、58
歯槽頂切開 ………………………………… 63
歯槽頂線 …………………………… 36、38、53、58
歯槽頂部骨幅 ……………………… 62、68、74
耳鼻咽喉科 ………………………………… 51
シャーレ …………………………………… 97
充満型 ……………………………………… 50
術後性胸部嚢胞 …………………………… 51
上顎結節 …………………………………… 98
上顎洞炎 ……………………………… 86、89
上顎洞外壁前方 …………………………… 29
上顎洞外壁内面 …………………………… 52
上顎洞形態 ………………………… 32、60、66、72
上顎洞後外壁 ……………………………… 26、27
上顎洞腫瘍 ………………………………… 51
上顎洞前外壁 ……………………………… 26、27
上顎洞底 ……………………………… 26、40
上顎洞底-歯槽頂間距離 ………… 36、40、53、58
上顎洞底線 ………………………… 36、39、53、58
上顎洞内隔壁の高さ ……………… 36、44、53、58、68、74
上顎洞内病変 ……………………… 36、51、53、58
上顎洞内壁 ………………………………… 26、27、35
上顎洞内壁の近遠心的距離 … 33、36、42、53、58、62、68、74
上顎洞粘膜 …… 28、50、78、79、81、82、83、84、86、87、88、89
上顎洞粘膜の肥厚 ………………… 36、50、53、58、68、74
上顎洞嚢胞 ………………………………… 51
上顎洞の大きさ …………………………… 26
上顎洞の形態 ……………………………… 26
上顎洞幅径 ………………… 32、35、36、43、53、58、62、68、74
上歯槽動脈 ………………………………… 29
上皮層 ……………………………………… 28
上腕静脈 …………………………………… 94

シリンジ …………………………………… 96
人工代用骨 ………………………………… 98
滲出液 ……………………………… 84、88、89

す

垂直的歯槽堤増大法 ……………………… 15
水平マットレス縫合 ……………………… 76
頭蓋骨 ……………………………………… 98
スケーラー ………………………………… 95
ステージドアプローチ …………………… 20
ストレートハンドピース ………… 63、69、97
3 walls method …………………………… 42

せ

星状細胞 …………………………………… 28
切開 ………………………………………… 95
前外壁 ……………………………………… 26
穿孔 ………………………………………… 81
穿刺 ………………………………… 78、79、84、88
洗浄 ……………………………………… 86、88
前上歯槽動脈 ……………………………… 29
全層弁 ……………………………………… 95
前頭断画像 ………………………………… 32

そ

側方開窓部 ………………………… 78、79、85
側方開窓部骨壁の厚さ …………… 36、45、53、58
側方開窓部骨壁の血管 …………… 36、45、53、58
損傷 ………………………………… 78、85

た

他家骨 ……………………………………… 100
脱灰凍結乾燥他家骨移植材料 …………… 18、100

索引

多列線毛上皮	28
段階法	40
単純縫合	76

ち

チックリトラクター	96
蝶口蓋動脈	29
腸骨	98
貯留嚢胞	28

つ

2 walls method	33、42、68、74
2 walls off method	24、25、44

て

ディープニング	95
デジタルパノラマ画像	92、93
テルダーミス	80、82、90

と

凍結乾燥他家骨移植材料	100
同時法	33、40、62、68、74、78、79、84
同種移植材料	98
投薬	86
トライアルビン	76
トラブルシューティング	78、86
トラペゾイダルフラップデザイン	63、69、75
ドリルコントラ	70

な

内壁	26
難易度Ⅰ	53、60
難易度Ⅱ	53、66

難易度Ⅲ	53、72
難易度別判定	53
難易度別分類	35

ね

粘液腺	28
粘膜骨膜弁	95、96
粘膜固有層	28

の

膿汁	51
嚢胞	46
嚢胞型	50

は

ハイドロキシアパタイト	18
パイロットドリル	76
剝離	78、79、85

ひ

非吸収性 HA	64、75、99、101
肥厚	28、50、81、86、88、89
肥厚型	50
鼻腔側骨壁	43
鼻出血	81、86、87、88、89
非適応	53
ヒトガンマ線照射骨	19、99、100
鼻粘膜	28

ふ

フィッシャーバー	63、69
腐骨	86、90
不良肉芽	46

Index

ブレード ……………………………………… 95
プロビジョナルレストレーション …………… 65
分類 ………………………… 33、34、62、68、74

へ

β-TCP ……………………………………… 19、99
ペリオスチール ……………………………… 95

ほ

ボーンサウンディング ……………………… 40
ボーンチゼル ………………………………… 75、95

ま

マレット ……………………………………… 63、69
慢性化 ………………………………………… 50

め

メンブレン …………………………………… 76

や

矢状断画像 …………………………………… 32
山道・糸瀬の coronal CT 画像による上顎洞形態の分類
……………………………… 34、62、68、74
山道・糸瀬の sagittal CT 画像による上顎洞形態の分類
……………………………… 33、62、68、74
山道・糸瀬の X 線診査による難易度別分類
……………………………… 58、61、67、73

よ

陽極酸化 ……………………………………… 64
翼口蓋窩 ……………………………………… 29
翼突管動脈 …………………………………… 29

ら

ラテラルウィンドウテクニック ………… 18、20、21

り

硫酸カルシウム ……………………………… 99
隣在歯根尖位置 ………………… 36、48、53、58
隣在歯根尖病変 ………………… 36、47、53、58

れ

レーザー ……………………………………… 85
裂開 ………………………… 78、79、80、84、86、87、89

ろ

肋骨 …………………………………………… 98

わ

1 wall method ………………………… 33、42、62
1 wall off method ……………………… 24、25、63

107

あとがき

　近年、歯科インプラントは、術式の進歩、成功率の向上により、社会的支持を得られるまでに発展してきた。1990年代から、GBRなどの骨造成テクニックにより、顎堤が吸収したことによって通常の方法ではインプラントの埋入が困難な症例でも適応症となった。さらに、患者のニーズに応えるため、インプラント歯学の進歩はとどまることなく、その適応を解剖学的制約のある上顎臼歯部欠損へと広がりをみせた。現在、それらの部位を含め、診査・診断においては歯科用コーンビームCTの必要性が叫ばれるようになってきた。著者らは、その歯科用コーンビームCTが普及していなかった約15年前よりサイナスフロアエレベーションを種々の手法、骨移植材料などを使用しながら試行錯誤のなかで失敗を経験しながら施術してきた。その失敗の経験と、歯科用コーンビームCTによる診査・診断の精度の向上により、現在では確実に手術の成功率を上げられるようになった。

　2004年、インプラントイマジネーション（クインテッセンス出版）の出版により、先生方からの上顎洞へのアプローチ法に関する相談が急速に増えた。多様な症例に対し、CT画像の情報をもとにアプローチ法を解説するも、サイナスフロアエレベーションのための3D CT画像の解読法や診査・診断の基準もなく、理解を得られるのが困難であった。そこで、本書に示した形態からみる難易度別アプローチの基準が必要と考えたのである。

　上顎臼歯部にインプラント埋入を計画した場合、まずCT画像から得られる情報を診査基準に照らし合わせ、上顎洞の形態を分類する。上顎洞形態の分類は、医療機関どうしの情報交換にも役立ち、より正確なアプローチ法の選択に導く。さらに、難易度別判定基準表を活用し、どの難易度に属するかを判定することで、術前にリスクファクターを把握し、術中の偶発症を防止することができる。上顎洞形態の分類と難易度の判定により、最終的なアプローチ法を選択し、患者と十分なコンサルテーションを重ねることからサンドウィッチサイナスフロアエレベーションは始まる。正確な診査・診断に基づくインプラント治療は、長期安定に役立ち、患者のQOLの向上にもつながると考えられる。また将来、手技や材料などは日進月歩で変化していくだろうが、形態解剖学的な診査・診断の重要性は普遍的なものだと思われる。われわれが、歯科診療の師と仰ぐ河原英雄先生、下川公一先生から受け継がれた、"病変のみではなく患者さん自身を診る"という歯科医療に対する姿勢を、本書を通して若い先生方に継承できれば幸いである。

　最後に、今回の執筆にあたり、ご協力いただいた関係者各位に厚く謝意を表します。

2008年4月吉日
糸瀬正通、山道信之

歯科医師

下川公一（九州歯科大学臨床教授）
安孫子宜光（日本大学松戸歯学部教授）
末次恒夫（九州大学名誉教授）
古谷野 潔（九州大学大学院咀嚼機能再建学分野教授）
Hom-Lay Wang（ミシガン大学歯周病学講座教授）
William Giannobile（ミシガン大学バイオサイエンス講座教授）
高田 隆（広島大学歯学部教授）
李 勝揚（台北医科大学教授）
王 敦正（台北医科大学教授）
高橋常男（神奈川歯科大学人体構造学講座教授）
Rodrigo Neiva（ミシガン大学歯周病学講座助教授）

山道チエ子（山道歯科医院）
原田武洋（山道歯科医院）
渡辺孝夫（千葉県開業）
牧角新蔵（鹿児島市開業）
林 佳明（茨城県開業）
河原三明（茨城県開業）
水上哲也（福岡県開業）

阿部晴彦（仙台市開業）
河原英雄（大分県開業）
元 永三（福岡市開業）
張 在光（福岡市開業）
安東俊夫（福岡市開業）
牧角ひろ美（鹿児島市開業）
林 美穂（福岡市開業）
上川明久（東京都開業）
河原優一郎（長野県開業）
吉田博志（札幌市開業）
葛西秀夫（福岡市開業）
馬場正英（福岡市開業）
渡辺昌孝（松戸市開業）
園田哲也（福岡県開業）
金成雅彦（山口県開業）
吉浦由貴子（歯科糸瀬正通医院）

糸瀬辰昌（歯科糸瀬正通医院）
北嶋禎治（福岡県）
茂岡優子（山道歯科医院）
福岡めぐみ（鹿児島県）
中尾知恵（九州大学病院）
星野慶弘（九州大学病院）
山道光作（福岡大学形成外科）

歯科技工士

馬場夏樹（エイトデンタル馬場）
根〆まり（歯科糸瀬正通医院）
廣末富一（セイブ歯研）
山道洋之（デンタルスリーワイ）
竹本由加（デンタルスリーワイ）

歯科衛生士

浅田美香（山道歯科医院）
伊藤友里子（山道歯科医院）
小栁智美（山道歯科医院）
西谷美貴（山道歯科医院）
池田寿美礼（歯科糸瀬正通医院）
末永 恵（歯科糸瀬正通医院）

山道歯科医院従業員一同
歯科糸瀬正通医院従業員一同

Study Group

IPOI 臨床研究会
ICOI 極東支部
九州ゲノム研究会
歯水会
Basic Dental Practice Group（BDPG：韓国）
Taipei Dental Club（TDC：台湾）

日本メディカルマテリアル株式会社従業員一同
POI インプラントシステムインストラクター各位

著者略歴

山道信之(Yamamichi Nobuyuki)

1947年　福岡県生まれ
1972年　神奈川歯科大学卒業
1972年　九州大学歯学部第二補綴学講座入局
1974年　福岡市天神にて「山道歯科医院」開業
2004年　神奈川歯科大学人体構造学講座非常勤講師
2007年　台北医学院歯学部臨床教授
2009年　日本大学松戸歯学部にて歯学博士号取得

現在
近未来オステオインプラント学会(IPOI)副会長・指導医
ICOI(国際口腔インプラント専門医学会)認定医、指導医
日本口腔インプラント学会評議員
日本顎咬合学会認定医
日本メディカルマテリアル(JMM)株式会社POIインプラント公認インストラクター

主な著書
インプラントイマジネーション：共著(クインテッセンス出版、2004年)

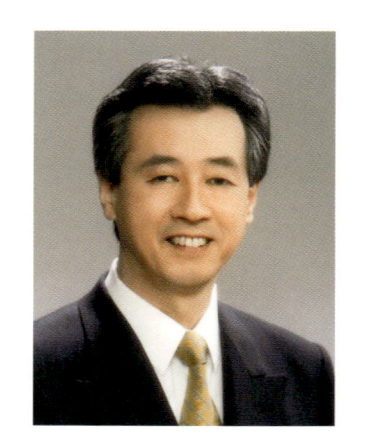

糸瀬正通(Itose Masamichi)

1945年　長崎県生まれ
1970年　神奈川歯科大学卒業
1970年　同大学附属病院保存科勤務
1973年　糸瀬歯科医院(長崎県対馬)勤務
1974年　福岡市にて歯科糸瀬正通医院開業
1989年　久留米大学医学部にて医学博士号取得
2000年　奥羽大学歯学部客員教授
2002年　台北医学院歯学部臨床教授

現在
近未来オステオインプラント学会(IPOI)会長・指導医
ICOI(国際口腔インプラント専門医学会)認定医、指導医
日本口腔インプラント学会評議員
国際学士会会員
日本審美歯科協会会員
日本メディカルマテリアル(JMM)株式会社POIインプラント公認インストラクター

主な著書
歯を治すは愛の業：共著(トーデント九州、1984年)、デンタルイマジネーション：共著(クインテッセンス出版、1987年)、家庭の歯学：共著(クインテッセンス出版、1997年)

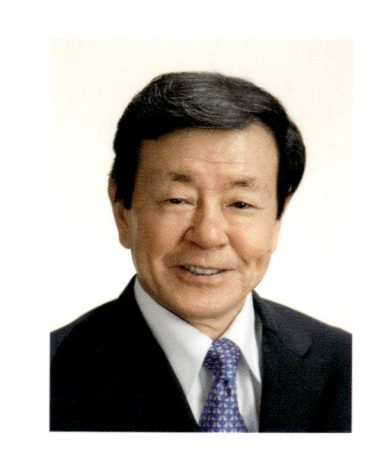

サイナスフロアエレベーション─形態からみる難易度別アプローチ─

2008年6月10日　第1版第1刷発行
2010年9月10日　第1版第2刷発行

著　　者　山道　信之／糸瀬　正通

発 行 人　佐々木　一高

発 行 所　クインテッセンス出版株式会社
　　　　　東京都文京区本郷3丁目2番6号　〒113-0033
　　　　　クイントハウスビル　電話（03）5842-2270（代表）
　　　　　　　　　　　　　　　　（03）5842-2272（営業部）
　　　　　　　　　　　　　　　　（03）5842-2276（編集部）
　　　　　web page address　http://www.quint-j.co.jp/

印刷・製本　サン美術印刷株式会社

Ⓒ2008　クインテッセンス出版株式会社　　　　　　　禁無断転載・複写
Printed in Japan　　　　　　　　　　　　落丁本・乱丁本はお取り替えします
　　　　　　　　　　　　　　　　　　　ISBN978-4-7812-0020-0　C3047

定価は表紙に表示してあります